Soeder · Dorey

Ganz Mann

Die Autorinnen

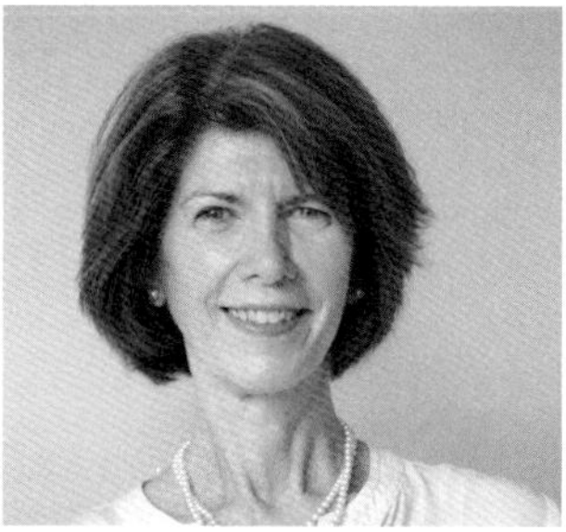

Sonja Soeder ist seit 2005 Praxisinhaberin der Physiotherapie am Deutschen Beckenbodenzentrum im St. Hedwig Krankenhaus in Berlin. Ihr Schwerpunkt liegt in Funktionsstörungen und Schmerzzuständen im Becken und Beckenboden. Seit 2011 lehrt Sie an der Alice Salomon Hochschule im Studiengang Physiotherapie. Sie ist im Vorstand der AG Elektrotherapie Physio Deutschland und der GESET, sowie national und international als Referentin tätig.

Prof. Dr. Grace Dorey: In England lebende Physiotherapeutin und inzwischen emeritierte Professorin. Sie lehrte an der University of West England Bristol Student*innen der Physiotherapie und betreute sowohl nationale als auch internationale Studien mit dem Schwerpunkt Urologie. Sie ist als Autorin tätig.

Sonja Soeder · Prof. Dr. Grace Dorey

GANZ MANN

Ganz fit – das Beckenboden-Training
für mehr Potenz und Kontinenz

TRIAS

Inhalt

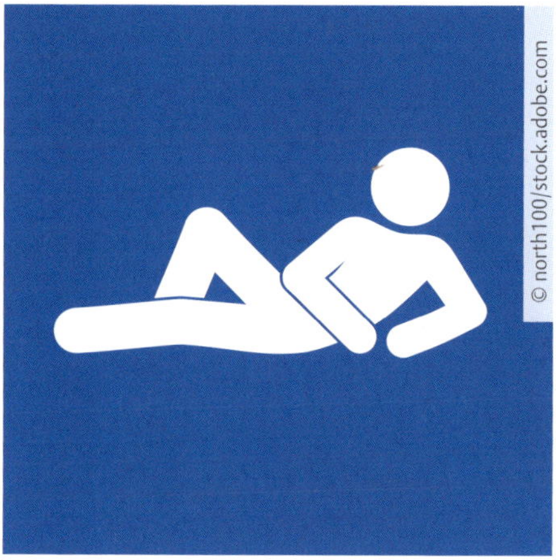

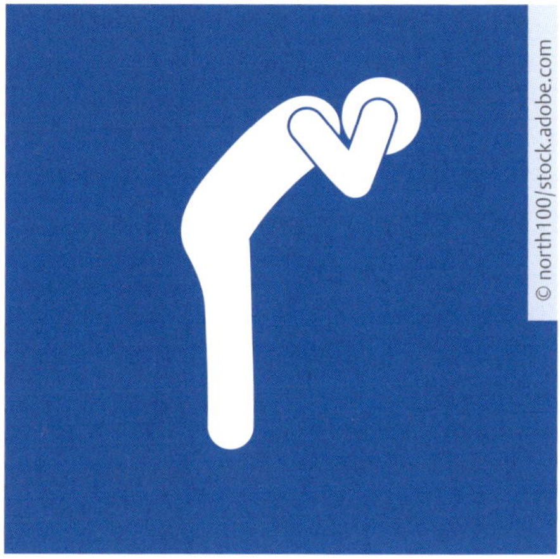

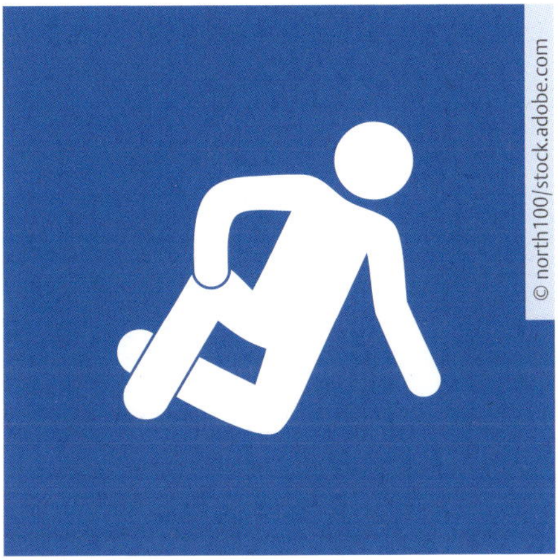
© north100/stock.adobe.com

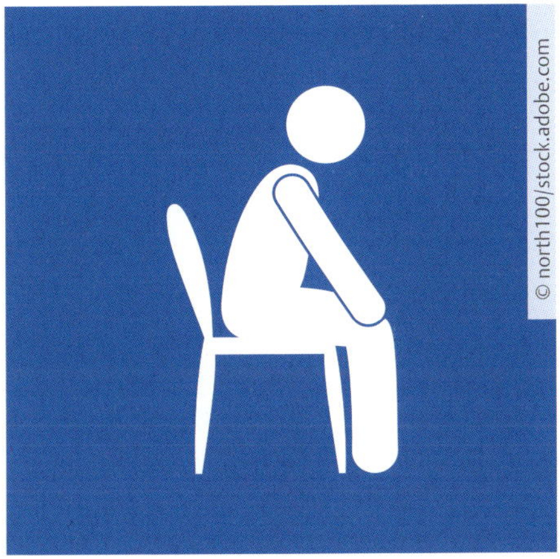
© north100/stock.adobe.com

Vorwort

Liebe Leser,

die Neuauflage von *Ganz Mann* spiegelt den Bedarf an Informationen zum Thema Männergesundheit. Es handelt sich jedoch nicht nur um die Themen von älteren Männern, sondern neben Kontinenzstörungen sind die Themen Beckenbodenschmerz und die Erektionsstörung in den Vordergrund gerückt. Diese betreffen vorrangig jüngere Männer zwischen dem 20. und 30. Lebensjahr. In der täglichen Praxis zeigt sich die hohe Motivation der Männer, selbst aktiv die bestehenden Symptome anzugehen. In dieser Auflage erlernen Sie, die Blase zu trainieren sowie den Beckenboden wahrzunehmen und zu trainieren.

Hinzugekommen sind Entspannungs- und Dehnungstechniken und die Verlinkung zu Übungsvideos (siehe Link und QR Code, Seite 62).

Wir wünschen Ihnen mit dem erweiterten Infomationsangebot dieses Buches einen Zuwachs an Kontinenz, neuer Freude an Ihrer Sexualität und einen unbeschwerten Alltag.

Sonja Soeder, Berlin im Oktober 2021

»Obwohl der männliche Beckenboden ein Phänomen ist, über das immer mehr gesprochen wird, wissen doch die wenigsten Männer seine Bedeutung im täglichen Leben und gerade bei gesundheitlichen Problemen rund um die Prostata einzuschätzen. Dieses Buch wird dazu beitragen, dass betroffene Männer ihn besser verstehen und seine Kraft nutzen – gerade bei Problemen mit der Erektion und Kontinenz. Es ist das erste Buch mit einem wirkungsvollen Training bei Prostatabeschwerden: kompakt, männergerecht aufbereitet und erwiesen wirksam.«

Prof. Dr. med. Serdar Deger,
Chefarzt Urologische Klinik
Medius Kliniken, Ostfildern

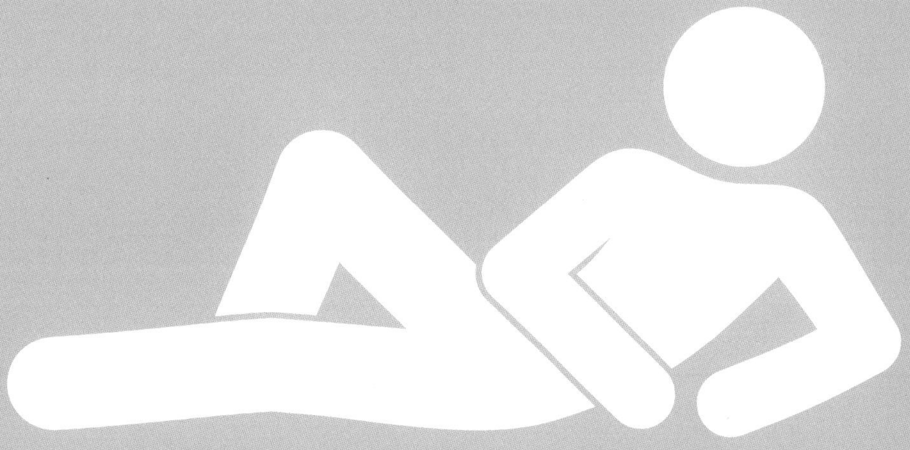

Wie Blase, Prostata und Beckenboden funktionieren

Blase, Prostata und Beckenboden

Wie die Blase arbeitet

Die Harnblase ist ein Hohlmuskel, der sowohl dehnbar, als auch in der Lage ist zu kontrahieren, sich zusammenzuziehen. Was viele nicht wissen: Die Blase kann und sollte sich selbst trainieren. Denn fehlt ihr die entsprechende Füllung, gerät die Muskulatur aus der Form. Die Blasenmuskulatur wird schwächer, die Blase verliert ihre Speicherfähigkeit, und der stark konzentrierte Urin reizt zusätzlich. Und bei immer geringerer Füllung meldet sich die Blase, die entleert werden möchte.

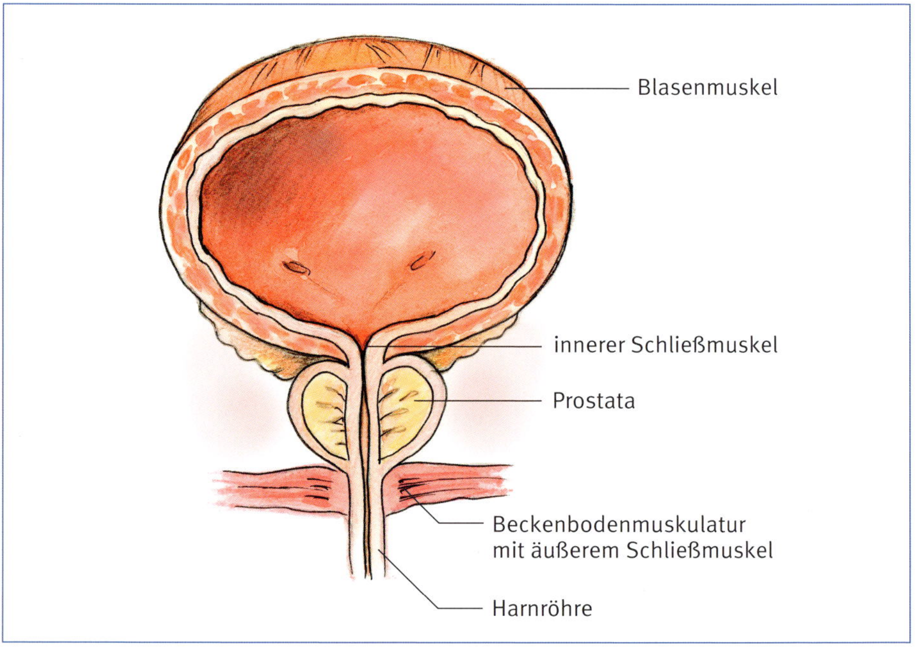

Die Blase und ihre beiden Schließmuskeln.

Eine normal trainierte Blase hat ein durchschnittliches Fassungsvermögen von 400–600 ml. Insgesamt entstehen am Tag knapp 2 Liter Urin. Dieser fließt über das Nierenbecken durch die Harnleiter in die Harnblase. Damit kein Rückstrom entsteht, befindet sich am Übergang von Harnblase und Harnleiter eine Klappe.

Die Schließmuskeln halten dicht

Wenn Sie ausreichend trinken und sich daraufhin die Harnblase füllt, entsteht bei ca. 150–200 ml ein erstes Signal des Harndrangs. Dies ist der Moment indem der innere Schließmuskel am Übergang von Harnblase zur Harnröhre automatisch anspannt und verhindert, dass Urin austritt. Der äußere Schließmuskel liegt unterhalb der Prostata, umschlingt die Harnröhre und ist in die Beckenbodenmuskulatur integriert. Sobald sich der Harndrang verstärkt, spannt sich auch der äußere Schließmuskel an und sorgt dafür, dass kein Urin unwillentlich entweicht. Zum Zeitpunkt des bewussten Wasserlassens entspannen sich der äußere und der innere Schließmuskel, und der Blasenmuskel (Musculus detrusor) zieht sich zusammen.

Die Funktion der Prostata

Die Prostata (Vorsteherdrüse) befindet sich direkt unterhalb der Blase, grenzt nach unten an den Beckenboden und nach hinten an den Mastdarm. Sie ist etwa 4 × 3 × 2 cm groß. Es handelt sich um muskuläres Drüsengewebe von 30–50 Einzeldrüsen. Diese Drüsen produzieren ein Sekret, das zusammen mit den Spermien das Ejakulat bildet.

Prostata, Harnblase und Darm liegen im kleinen Becken wie ein gut gepackter Koffer. Wird die Prostata entfernt, verändern sich Lage und Stabilität der Organe: Die Blase wird nicht mehr gestützt. Nach der OP müssen sich die operierten Männer häufig das erste Mal in ihrem Leben mit ihrem Beckenboden beschäftigen, weil dieser von jetzt an aktiv für Stabilität sorgen muss.

Blase, Prostata und Beckenboden

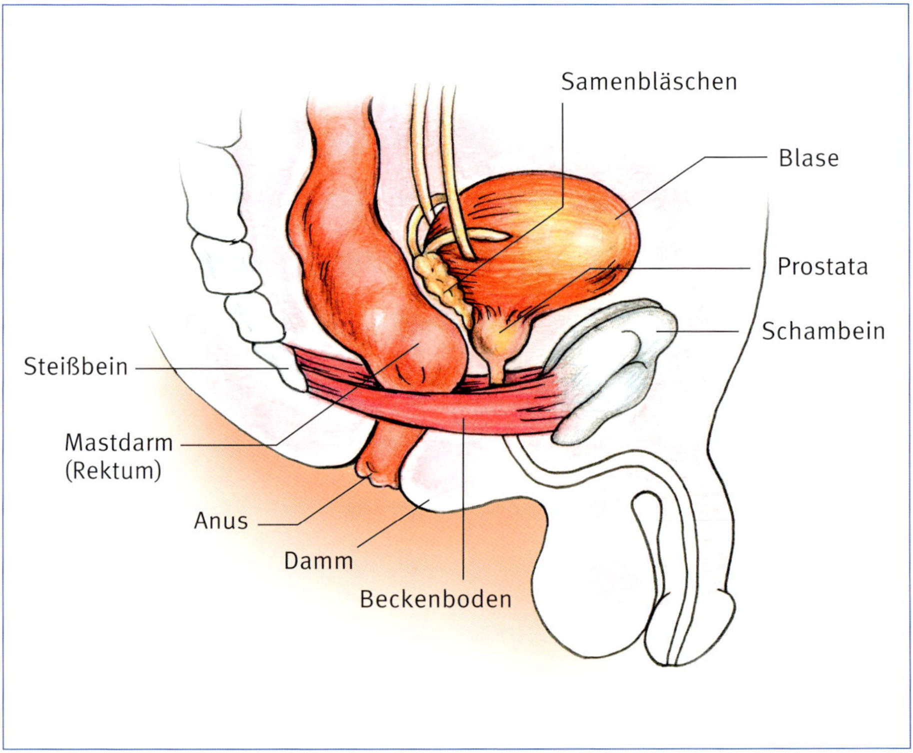

Prostata, Blase, Darm und Beckenboden liegen im Becken wie ein gut gepackter Koffer.

Der Beckenboden

Der Beckenboden besteht aus Muskulatur und Bindegewebe. Trichterförmig bildet er den Verschluss nach unten. Ohne Beckenboden würde die Schwerkraft dafür sorgen, dass die inneren Organe durch die Trichteröffnung rutschen. So stützt der Beckenboden die Beckeneingeweide und indirekt auch Blase, Prostata, Dickdarm und Anteile des Dünndarms.

Die Muskeln bilden eine Raute im Becken

Den hinteren Trichterteil bildet das Steißbein, von dort zieht eine Muskelschicht des Beckenbodens wie ein Fächer vom Steißbein zu den beiden seitlichen Sitzknochen. Den vorderen knöchernen Teil des Trichters bildet das Schambein. Von dort ziehen zwei fächerförmige Muskelstränge zum Steißbein. Von oben betrachtet, bilden die Knochenpunkte (Schambein, Sitzbeinhöcker, Steißbein) zwei aneinanderliegende Dreiecke. Durch die Muskelschicht des vorderen Dreiecks (am Schambein) tritt die Harnröhre aus, und die Peniswurzel wird von ihr umschlossen. Der äußere Schließmuskel der Blase ist in dieser Muskelschicht eingebettet. Das hintere Muskeldreieck (am Steißbein) wird durch den Darmausgang durchstoßen. Der Darmausgang besitzt einen willkürlichen äußeren und unwillkürlichen inneren Schließmuskel. Dort wo das vordere und hintere Dreieck sich treffen, liegt der Damm. Hier kommen fast alle Muskelschlingen des Beckenbodens zusammen. Ein gesunder Beckenboden sorgt zusammen mit der Beinmuskulatur und der unteren Rumpfmuskulatur für eine gute Beckenstabilität und indirekt für eine aufrechte Haltung.

Die Erektion

Für eine Erektion sind psychische und organische Faktoren gleichermaßen von Bedeutung. Die Grundlage bilden die Schwellkörper, die sich aus drei Teilen zusammensetzen. Die beiden seitlich sog. cavernösen Schwellkörper und der um die Harnröhre liegende sog. spongiöse Schwellkörper sind wie ein Schwamm aufgebaut. Sie bestehen hauptsächlich aus lockerem Bindegewebe, in das Muskelfasern eingebettet sind. Dadurch werden Hohlräume gebildet, die sich bei sexueller Erregung mit Blut füllen. Gesteuert wird der

Blase, Prostata und Beckenboden

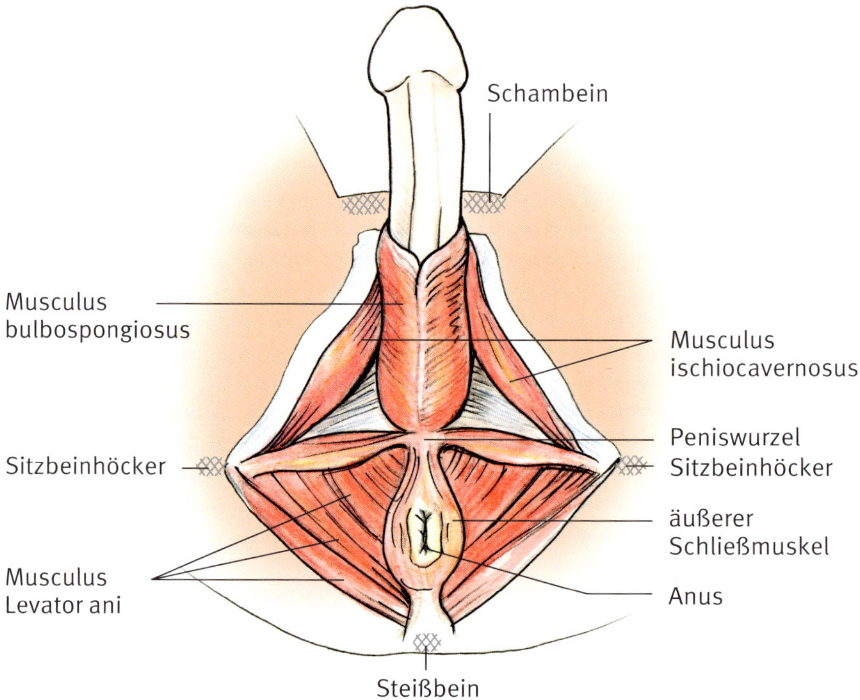

Anatomische Übersicht des männlichen Beckenbodens.

ganze Ablauf ausschließlich unwillkürlich über Reflexe aus dem Hirn und Rückenmark. Unwillkürlich heißt, eine Erektion kann man nicht willentlich herbeiführen.

Der Beckenboden unterstützt die Erektion

Die Beckenbodenmuskeln halten die Erektion aufrecht. Diese Muskulatur verschließt das knöcherne Becken nach unten, auf ihr ruhen die Organe. Durch die Muskelschichten hindurch ziehen beim Mann unter anderem der Enddarm, aber auch die Harnröhre, Muskeln, Nerven und Gefäße. Wird die Beckenbodenmuskulatur angespannt, verschließen sich z.B. Darmausgang und Harnröhre. Gleichzeitig werden aber auch Gefäße, die aus den Schwellkörpern kommen, zusammengepresst und damit der Rückfluss des Blutes erschwert. So kann also der Druck in den Schwellkörpern erhöht werden. Die wichtigste Funktion übernehmen hierbei der Beckenbodenmuskel Musculus bulbospongiosus und der Musculus ischiocavernosus, der vom Beckenausgang zum Schwellkörper des Penis zieht.

Diese Muskeln werden durch den M. levator ani und seinen drei Anteilen, dem M. pubococcygeus, m. puborektalis und M. iliococcygeus, sowie dem M. sphincter ani externus unterstützt. Intensives Training kann zu Verspannungen des M. levator ani führen. Die Folgen dieser Verspannungen können Erektionsstörungen oder Schmerzen im Beckenboden sein.

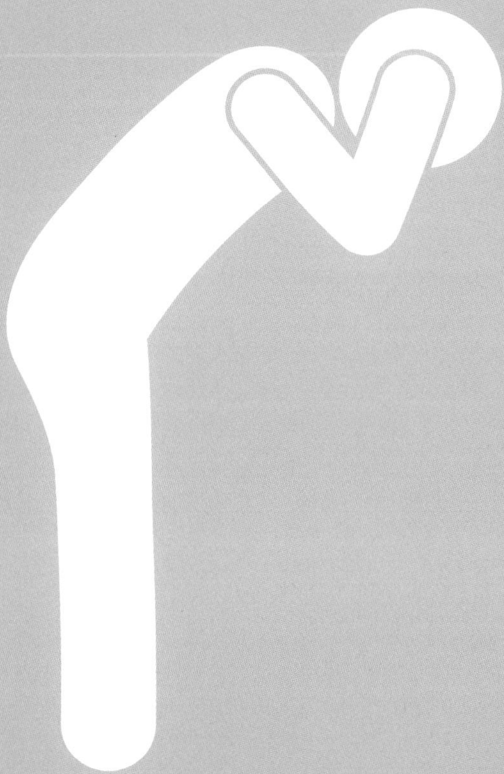

Probleme und Behandlung

Prostatavergrößerung

Bei einer gutartigen Prostatavergrößerung (benigne Prostatahyperplasie, BPH) ist oftmals die Harnröhre verengt und der Harnstrahl unregelmäßig. Über Symptome, wie z. B. Harnstottern oder einen schwachen Urinstrahl, klagen Männer ab dem 50. Lebensjahr. Es ist wichtig zu unterscheiden, dass die gleichen Symptome bei einem Prostatakarzinom auftreten können, aber nicht unbedingt zusammengehören. Hierzu zählen erhöhter Harndrang, schwacher oder kein Harnstrahl, Harnstottern, Blasenentzündungen, unvollständige Entleerung, Druckempfindlichkeit und häufiges nächtliches Wasserlassen. Die Therapie richtet sich u. a. nach der Diagnose und dem Leidensdruck.

Probleme nach der OP

Bei einer Verengung der Harnröhre kann diese operativ geweitet werden, eine TURP (transurethrale Prostataresektion) wird durchgeführt. Es handelt sich um eine sehr häufig durchgeführte Operation, bei der überschüssiges Prostatagewebe mithilfe einer Schlinge entfernt wird. Es entsteht eine kurzzeitige Drangsymptomatik. Eine weitere Konsequenz der OP kann eine sog. retrograde Ejakulation sein – der Urin kann Ejakulat beinhalten, und die Fruchtbarkeit ist eingeschränkt. Bei einer sehr starken Vergrößerung der Prostata wird die Prostata operativ aus der Kapsel vollständig entfernt (Prostatektomie). Auch werden Medikamente (5-Alpha-Reduktase-Inhibitoren), Physiotherapie, Lasertherapie und Brachytherapie bei der gutartigen Prostatavergrößerung eingesetzt. Mit den Übungen ab Seite 32 können Sie effektiv dazu beitragen, dass Ihre Beschwerden nachlassen.

Probleme und Behandlung

Prostatakarzinom

Prostatakrebs ist die häufigste Krebsart (beim Mann). In der Regel beginnt ein kleiner Knoten in einer der Prostatadrüsen zu wachsen, teilweise bis Harnröhre und Darm eingeengt werden. Im Rahmen der Krebsvorsorge tastet der Urologe die Prostata rektal ab, bestimmt Größe und Druckempfindlichkeit und entnimmt zusätzlich Blut zur Bestimmung des PSA-Wertes (prostataspezifisches Antigen). Bei auffälligem Befund entnimmt man Gewebeproben aus den verschiedenen Prostatalappen. Folgende Therapien stehen zur Auswahl:

- radikale Prostatektomie: vollständige oder teilweise Entfernung der Prostata
- Brachytherapie: Einbringen von radioaktiven Nadeln oder Stäbchen in unmittelbarer Nähe des Tumors. Diese bestrahlen die Prostata dann von innen heraus, ohne die Nachbarorgane oder die Haut zu schädigen
- Hormontherapie, Bestrahlung, Lasertherapie

Als häufige Komplikation tritt Inkontinenz oder eine kurzzeitige Dranginkontinenz als Folgeerscheinung der Bestrahlung auf. Und auch die Potenz kann durch eine Strahlentherapie nachlassen: Bei 30–50 Prozent der Männer kommt es durch die Strahlentherapie zu einem langsamen Potenzverlust innerhalb von 5 Jahren.

Beckenbodenschmerzen/Prostatitis

Bei einer Entzündung des Prostatadrüsengewebes mit Bakterien oder Viren spricht man von Prostatitis. Der Schmerz kann in den unteren Bauchbereich und rektalen Bereich ausstrahlen, die Samenflüssigkeit gelblich oder blutig sein. Parallel zu einer Behandlung mit Antibiotika (beim Befund Bakterien), hilft Physiotherapie die Schmerzen zu lindern. Beckenbodenschmerzen entstehen durch ausstrahlende muskuläre Triggerpunkte, diese imitieren die Symptome der bakteriellen Prostatitis.

Sowohl durch die bakteriellen Entzündungen als auch durch die Verspannungen können bindegewebige Verspannungen oder Narbengewebe entstehen. Sofern die Harnröhre dadurch verengt wird, kann Selbst-Katheterismus oder die Aufdehnung (Bougierung) das Mittel der Wahl sein.

Inkontinenz

Jeder 10. Mann über 65 ist von Inkontinenz betroffen. Hierfür gibt es vielfältige Gründe:

- Blasenentzündung: Infektion der Blase, geht häufig einher mit vermehrtem Drang oder Tröpfchenverlust. Ursache einer Infektion kann auch Urin sein, der nach dem Entleeren in der Blase verbleibt
- Prostatektomie: In der Regel wird der innere Schließmuskel bei der Prostatektomie entfernt bzw. verletzt, sodass die Kontinenz nur auf dem externen Schließmuskel ruht
- schwache Beckenbodenmuskulatur: ältere Männer, die ihre Beckenbodenmuskulatur nicht ausreichend beanspruchen, haben häufig nach dem Wasserlassen einen Tröpfchenverlust
- neurologische Ursachen: Schlaganfall, Multiple Sklerose, Parkinson oder Schäden im zentralen Nervensystem können zu Inkontinenz führen
- Polyneuropathien (Schädigung der Nerven) und Diabetes, Bandscheibenvorfälle und Schmerzmittel, Parkinsonmedikamente und einige Psychopharmaka sowie
- zu intensiv betriebener Radsport oder einseitiges Muskeltraining können eine Kontinenz- oder Potenzstörung sowie Beckenbodenschmerzen begünstigen.

Die häufigsten Kontinenzstörungen

Die normale Frequenz der Toilettengänge liegt bei 5–8 × pro Tag. Ab dem 50. Lebensjahr sind 1–2 Toilettengänge in der Nacht normal. Bei manchen Männern ist die Nierenaktivität in der Nacht stärker, sodass mehr Urin produziert wird – häufig bedingt durch Medikamente, wie z.B. Diuretika bei Bluthochdruck.

Dranginkontinenz (mit Harnverlust)

Man spricht von Dranginkontinenz, wenn der Drang Wasser zu lassen nicht zu beherrschen ist. Neben einer sich entleeren wollenden Blase liegt parallel eine zu schwache oder dyskoordinierte Beckenboden- oder Schließmuskulatur vor.

- Dranginkontinenz ohne Harnverlust (Urgency/Frequency): Ein starker und plötzlich auftretender und nicht zu beherrschender Harndrang. Tritt insbesondere dann auf, wenn man z.B. den Schlüssel vor der Haustür sucht oder vor dem Besuch des Kinos/Theaters. Man spricht vom Keylock-Syndrom (S. 58).

Belastungsinkontinenz

Ein ungewollter Harnverlust während körperlicher Belastung wie Husten und Niesen, Heben, schnellem Gehen oder Aufstehen vom Stuhl. Diese Form tritt meist nach einer Prostataoperation auf. Man nennt sie Belastungsinkontinenz, da die Belastung auf den Beckenboden während einer Zunahme des Drucks im Bauchraum erhöht wird und dieser dem Druck nicht standhält.

Nachtröpfeln

Nach dem Wasserlassen kann durch eine schwache Beckenbodenmuskulatur noch immer etwas Urin in der Harnröhre bleiben. Dieser entweicht nach dem Aufstehen oder Anziehen. Durch Ausstreichen (»Melken«) des Penis nach dem Wasserlassen und mehrmaligem intensiven Anspannen der Beckenbodenmuskulatur, dem sog. »The Knack« (S. 57), kann der in der Harnröhre verbleibende Urin kontrolliert entweichen.

Überlaufblase

Die Blase hat die Funktion verloren, ihren Füllungsstand zu melden, das Signal »Harndrang« wird nicht gesendet. Dies kann zu einem schädlichen Rückstau zu den Nieren über die Harnleiter führen, oder die Blase entleert sich spontan unvollständig oder dyskoordiniert. Bitte suchen Sie Ihren Urologen/Neurologen auf, damit eine Therapie eingeleitet werden kann.

Stuhlkontinenzstörungen

Die normale Transitzeit der Nahrung beträgt beim Mann ca. 33 Stunden (bei der Frau 48 Stunden). Die kontrollierte Ausscheidung ermöglichen uns der innere anale Schließmuskel und der äußere anale Schließmuskel gemeinsam mit dem hinteren Anteil der Beckenbodenmuskulatur. Eine Prostatektomie (S. 15) kann eine Stuhlinkontinenz zur Folge haben, genauso wie intensives Radfahren, chronischer Husten, Beckenverletzungen oder schwere körperliche Arbeit. Physiotherapie, Verhaltenstraining, Elektrotherapie/Biofeedback und Medikamente können die Symptome lindern.

Tipp

Was Sie selbst tun können

Unbedingt zum Facharzt sollten Sie gehen, wenn Sie regelmäßig Verstopfung haben, Blut im Stuhl sehen, unter Unterbauchbeschwerden leiden und über längere Zeit Durchfall haben. Auch wenn Sie Ihre Lebensgewohnheiten aufgrund der Symptomatik verändern, z. B. das Haus nur zu bestimmten Zeiten verlassen, ist es an der Zeit, Hilfe in Anspruch zu nehmen.

Was Sie selbst tun können: Führen Sie täglich Ihre Beckenbodenübungen durch, spannen Sie den Beckenboden beim Husten, Niesen und Heben an und spannen Sie auch unmittelbar nach dem Stuhlgang den Beckenboden mehrmals kurz und kräftig an. Und: Niemals pressen beim Stuhlgang!

Probleme und Behandlung

Therapie von Belastungsinkontinenz

Bei Belastungsinkontinenz wirkt Beckenbodentraining sehr gut. Häufig ist der Beckenboden nicht nur schwach, sondern auch verspannt und dyskoordiniert in seiner Zusammenarbeit mit dem Zwerchfell. Elektrostimulation und Biofeedback können die Therapie im Rahmen einer Wahrnehmungsverbesserung und Konditionierung von Blase und Beckenboden unterstützen. Biofeedback bedeutet Rückmeldung – mithilfe eines Biofeedbackgerätes können Sie während der Physiotherapie die isolierte Anspannung der Beckenbodenmuskulatur üben:

- mithilfe eines digitalen analen Untersuchungsbefundes kann Ihre Physiotherapeutin in Seitenlage die Kraft, Koordination und Ausdauer der Muskulatur messen
- EMG-Biofeedbackableitung am PC-Monitor über externe Klebeelektroden oder Sonde
- Biofeedback als Heimgerät mit EMG-Ableitungen am Beckenboden oder Sonde, individuelle Einstellung nach Muskelbefund
- Ultraschall: oberhalb des Schambeins wird der Schallkopf angelegt, und anhand der gefüllten Blase ist die Beckenbodenaktivität nachvollziehbar

Bei der Elektrostimulation wird über niederfrequente Stromimpulse in verschiedenen Hertzfrequenzen die Muskulatur stimuliert, konditioniert und gebahnt. Eine Kombination mit Biofeedback ist möglich, man spricht von getriggerter Stimulation. Beide Methoden, Elektrostimulation und Biofeedback, sollten immer von einer Physiotherapeutin anhand Ihres Befundes eingestellt werden. Besprechen Sie auch mit Ihrem Urologen, welche Medikamente für Sie infrage kommen. Gezielte Übungen zum Trainieren des Beckenbodens und zur Wahrnehmung sowie beckenbodenschonendes Verhalten beim Heben, Aufstehen und anderen alltäglichen Bewegungen können Abhilfe schaffen. Eine Erfolgskontrolle erhalten Sie durch ein Miktionstagebuch (S. 28).

Tipp

Operative Möglichkeiten bei der Belastungsinkontinenz

- Reemex-Protheseninplantation (Hersteller Neomedic): regulierbares Kunststoffschlingensystem
- Pro-Act-System (Medtronic): Das Pro-Act-System besteht aus zwei kleinen Ballons, die komplett unterhalb der Blase implantiert werden. Die Ballons schützen vor ungewolltem Harnverlust durch Komprimieren der Harnröhre
- Advance-Schlinge (American Medical Systems): synthetisches Schlingensystem, hier sollte der innere Schließmuskel funktionsfähig sein
- Künstlicher Schließmuskel AMS 800 (American Medical Systems): hydraulische Sphinktermanschette
- Sakrale Neuromodulation, Interstim Therapie (Medtronic): in zwei Phasen implantierter Blasenschrittmacher, niederfrequente Impulse regulieren Blasen- und/oder Darmentleerung

Bitte besprechen Sie die möglichen operativen Möglichkeiten mit Ihrem Urologen, dieser wird mit Ihnen die für Sie in Frage kommenden Verfahren diskutieren und an kompetente urologische Chirurgen weiterempfehlen. Ebenso können Sie bei den verschiedenen Herstellern entsprechendes Infomaterial bestellen.

Therapie von Dranginkontinenz

Gegen ungewollte Blasenkontraktionen bei Dranginkontinenz helfen unter anderem sehr gut Anticholinergika wie beispielsweise Oxybutynin und Tolterodin. Weiterhin ist es sehr hilfreich, ein Miktionstagebuch zu führen (S. 28), mithilfe dessen Sie Ihre Fortschritte dokumentieren können. Achtung: Bei der Dranginkontinenz ist Beckenbodenkräftigung eher von Nachteil, gefragt sind Wahrnehmungsübungen und Loslassen lernen, da hier eher eine Dyskoordination vorliegt (S. 33).

Ebenso wirksam: Verhaltenstraining bzw. Blasentraining. Beides beinhaltet regelmäßige Toilettengänge bei Patienten ohne Drangempfinden oder Aufschubstrategien zu erlernen, um größere Harnportionen zu produzieren (S. 22).

Tipp

Erste-Hilfe-Blasentraining bei Drang

- Ruhig bleiben, den Beckenboden visualisieren und mit der Ausatmung anspannen.
- Atmen Sie ruhig weiter und spannen Sie den Beckengurt (S. 35) an.
- Stehen oder sitzen Sie ruhig für 1 Minute, bis der Drang verschwindet.
- Denken Sie an etwas anderes, um Ihre Gedanken abzulenken.
- Niemals während des akuten Drangs zur Toilette rennen, sonst geht es sicher in die Hose.
- Nach Verschwinden des Drangs gehen Sie ruhig zur Toilette oder gehen Ihrer Arbeit weiter nach.
- Mit der Zunge jeden Zahn einzeln begrüßen, so wird das vegetative Nervensystem beruhigt.
- Niemals vergessen: Sie sind der Boss und nicht Ihre Blase!

Nachtröpfeln

Sie trainieren Ihren Beckenboden und lernen ihn wahrzunehmen. Nach dem Wasserlassen hilft »The Knack«: 5-mal kräftig den Beckenboden (vorderer Schließmuskel) anspannen (S. 57).

Erektile Dysfunktion

Weltweit sind über 150 Millionen Männer von erektiler Dysfunktion (Erektionsstörungen) betroffen, und in Deutschland gibt es 4–6 Millionen Betroffene. Die Häufigkeit nimmt mit dem Alter zu. Neueste Untersuchungen zeigen einen Anteil von 30 Prozent bei Männern über 30 – bei Männern über 50 sind es 40 Prozent und bei den über 70-Jährigen bereits 66 Prozent.

Die Ursachen sind vielfältig: In drei Viertel der Fälle liegt eine körperliche Ursache zugrunde, aber auch der Lebensstil und die Psyche spielen eine Rolle. In letzter Zeit gibt es immer mehr Stimmen, die eine schwache Beckenbodenmuskulatur ebenfalls verantwortlich machen für eine erektile Dysfunktion. Zu den Lifestylefaktoren gehören neben intensivem Rad fahren (Spinning im Fitness-Studio!) und Reiten auch Zigarettenkonsum, Alkohol, Drogen und Medikamente (blutdrucksenkende Mittel, Opiate, Beruhigungsmittel) sowie Stress. Auch

- eine unzureichende Blutversorgung des Penis,
- Hormonstörungen, Nervenschäden,
- Verletzungen im Becken oder
- Wirbelsäulenbereich

können Ursache sein. Ebenso können neurologische Erkrankungen wie Multiple Sklerose, chronische Krankheiten wie Diabetes oder Nieren- und Leberschäden und das metabolische Syndrom Erektionsstörungen zur Folge haben.

Therapie der erektilen Dysfunktion

Einige wissenschaftliche Studien zeigen, dass Männer mit Potenzstörungen eine schwächere Beckenbodenmuskulatur haben. Sie belegen, dass ein 6-monatiges Beckenbodentraining, so wie Sie es auch in diesem Buch finden, bei 40 Prozent der betroffenen Männer eine deutlich verbesserte Potenz bewirkt.

Medikamente: Cialis, Viagra, Levitra; Wirkstoff: Sildenafil, Tadalafil – ca. 30–60 Minuten vor Verkehr einzunehmen, kein Einfluss auf Libido und Leistungsfähigkeit.

Injektionstherapie: SKAT (Schwellkörper-Auto-Injektions-Therapie), ca. 15 Minuten nach Injektion in den Schwellkörper wird das Glied steif und Geschlechtsverkehr ist möglich, die Erektion hält ca. 1 Stunde an.

Vakuumpumpen/Vakuumerektionshilfen: Ein nach einer Seite offener Plexiglaszylinder wird über das Glied gestülpt, mithilfe einer Pumpe ein Unterdruck erzeugt, dadurch wird vermehrt Blut in den Penis gepumpt. Er wird steif, und die Erektion darf maximal 30 Minuten andauern.

Transurethrale Therapie (MUSE, Medicated urethral system for Erection): Ein kleines Wirkstoff-Pellet wird mithilfe eines Applikators in die Harnröhre eingeführt, nach ca. 15 Minuten tritt eine Erektion auf.

Hormonbehandlungen: finden Anwendung bei einem Mangel des Sexualhormons Testosteron.

Penisimplantate: werden operativ in den Penis eingeführt.

Neben Medikamenten, Injektionen und Physiotherapie hilft es vielen Paaren, wenn sie einen Psychologen oder Sexualtherapeuten aufsuchen. Weitere Hilfe finden Sie beim Urologen, der eine Spezialisierung in Andrologie hat. Die Andrologie ist die Lehre der Fortpflanzungsfunktionen des Mannes und deren Störungen in allen Lebensphasen – hierzu zählt auch die erektile Dysfunktion.

Spezialisierte Physiotherapie wird empfohlen, um die Anspannungsfähigkeit und die Entspannungsfähigkeit mittels Ultraschall, Biofeedback oder der rektalen Palpation zu testen und/oder zu erlernen. Besteht die erektile Dysfunktion gemeinsam mit Beckenbodenschmerzen, so sollte zusätzlich die beckenumliegende Muskulatur gekräftigt, beckenbodenentlastende Positionen gesucht und die verspannte oder schmerzhafte Muskulatur entspannt oder dynamisch gedehnt werden.

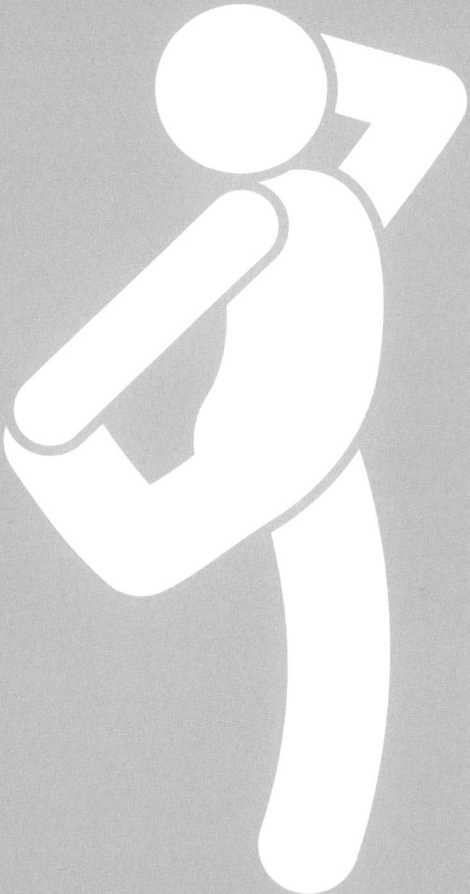

Potenz und Kontinenz verbessern

Potenz und Kontinenz verbessern

Trinken

Koffein hat einen aktivierenden Einfluss auf die Blasenmuskulatur. Wer extrem viel Kaffee trinkt, kann unter Umständen unter einem erhöhten Drang leiden, was ungewollte Blasenkontraktionen zur Folge hat. Koffein ist in vielen Nahrungsmitteln enthalten, teilweise ohne dass wir uns dessen bewusst sind. Dazu gehören Schokolade, grüner und weißer Tee. Tipp: Trinken Sie zu Ihrer Tasse Kaffee 1 Glas Wasser, dies zögert den Drang hinaus.

Achtung bei:

- Kaffee, Tee
- Schokolade, Kakao
- Cola, kohlensäurehaltigen Getränken (beeinträchtigt den Säure-Basen-Haushalt der Blase)
- abschwellenden Medikamenten (Diuretika), da sie entwässern

Viele Menschen mit Inkontinenzproblemen trinken nicht genug, weil Sie allzu häufige Toilettengänge vermeiden möchten, doch zu wenig Flüssigkeit sorgt für einen stark konzentrierten Harn, der die Basenschleimhaut zusätzlich reizt – eine Harnwegsinfektion droht. Außerdem kann die Blase nicht ihre volle Kapazität entfalten, und bei immer geringeren Trinkmengen signalisiert diese: Harndrang! Deswegen gilt: Nicht nur bei der Arbeit und zu Hause, auch wenn Sie unterwegs sind oder auf Reisen, immer mit ausreichend Getränken ausrüsten.

- Bei einer Dranginkontinenz versuchen Sie den Kaffeegenuss zu reduzieren.
- Trinken Sie entkoffeinierten Tee und Kaffee, Kräutertees und stilles Wasser.
- Trinken Sie Alkohol in Maßen.
- Vermeiden Sie kohlensäuerehaltige und Diät-Getränke mit Süßstoffen.
- Trinken Sie täglich 1,5–2 l.
- Vermeiden Sie es, viel zu trinken – 2 Stunden, bevor Sie zu Bett gehen.

Wichtig: Trinken Sie jede Stunde 1 Glas Wasser anstatt pausenlos an einer Flasche zu nippen, weil dies Ihr Durstzentrum im Gehirn stört.

Das Miktionstagebuch

Mithilfe eines sog. Miktionsprotokolls haben Sie die Kontrolle über Zeitpunkt und Menge Ihrer zugeführten und ausgeschiedenen Flüssigkeit. Sie tragen ein, wie viel Sie getrunken haben und auch wie viel Sie ausgeschieden haben. Hierzu einfach einen alten Messbecher verwenden, den Sie auf der Toilette platzieren.

Wählen Sie am besten einen Tag, an dem Sie viel zu Hause sind. Wichtig ist auch die Information über den Grund des Toilettengangs, ob z.B. mit Drang oder eher prophylaktisch. Das Trinkverhalten zu kontrollieren ist für viele ein bedeutender Teil der Therapie, da Sie trainieren können, nur bei Drang zur Toilette zu gehen und Sie ein Gefühl für die ausgeschiedenen Mengen bekommen.

Tipp

Zählen Sie beim Wasserlassen mit! So können Sie abmessen und wissen anschließend, dass Sie pro 100 ml × Sekunden brauchen. Ziel ist, pro Toilettengang 400–600 ml Wasser zu lassen.

Ernährung

Gesunde Ernährung ist deswegen wichtig, weil viel Obst, Gemüse sowie Ballaststoffe aus Getreide (plus viel Trinken gegen Verstopfung) bewirken, dass Sie einen regelmäßigen Stuhlgang haben. Auch indischer Flohsamen ist für alle geeignet, die eine Prostatektomie hinter sich haben, da diese Samen jede Menge Ballaststoffe enthalten und zu einem weichen, geformten Suhl beitragen. So müssen Sie nicht pressen – was Sie auf keinen Fall sollten.

Wenn Sie unregelmäßig essen und häufig zu Light-Produkten mit synthetischen Süßstoffen greifen, haben Studien gezeigt, dass dies einen negativen Einfluss auf das Verdauungs- und Ausscheidungssystem hat.

Miktionsprotokoll (als Kopiervorlage)

Uhrzeit	Trinkvolumen	Urinmenge	Harndrang	Urinverlust (wobei?)

Cranberries: Schon lange kennen Naturvölker die Wirkung der Cranberries bei Infektionen. Sie helfen gut bei häufigen Blaseninfektionen oder bei Patienten, die gefährdet sind durch regelmäßiges Katheterisieren. Gegen Harnwegsinfekte hilft auch Meerrettich oder Meerrettich-Extrakt.

Sport

Körperliche Fitness ist wichtig, doch nicht alle Sportarten sind uneingeschränkt zu empfehlen. Exzessives Radfahren (z.B. lange Wochenendtouren) und insbesondere Spinning im Fitness-Studio, ist nicht selten verantwortlich für eine Potenzstörung. Doch es gibt spezielle Sättel (z.B. Vario Comfort Sattel), die verhindern, dass es zu Taubheitsgefühlen kommt. Je schmäler der Sattel, desto größer ist der Druck auf den Damm und umso schlechter ist die Durchblutung. Rad fahren generell ist prima für den Beckenboden und trainiert ihn, doch für Männer mit Prostataproblemen heißt es, Maß zu halten, weil die Erschütterungen teilweise zu einem Tröpfchenverlust führen und die Beckenbodenmuskulatur irritieren.

Info

Hilfsmittel bei Tröpfchenverlust

Männer, die beim Sport einen Tröpfchenverlust haben, können auf sogenannte Vorlagen aus Baumwolle zurückgreifen. Es gibt weiterhin spezielle Unterwäsche und Kondomurinale mit Beuteln, die Sie am Bein befestigen. Das Penisband nach Sachse verstärkt die Harnröhre und ist ein gutes Hilfsmittel im Schwimmbad oder bei leichter Inkontinenz. Eine unangenehme Begleiterscheinung bei einer Inkontinenz ist gerötete, juckende und entzündete Haut. Man spricht von Inkontinenz-Dermatitis. Benutzen Sie immer unparfümierte Waschlotions und neutrale Cremes mit hohem Zinkanteil. Luftdurchlässige Baumwollunterwäsche tut der Haut ebenfalls gut.

Potenz und Kontinenz verbessern

Geeignete Möglichkeiten sich zu bewegen

Bei einer Belastungsinkontinenz gilt für Ihr Training im Fitness-Studio:

- wenig Gewicht,
- viele Wiederholungen,
- beim Ausatmen in die Belastung gehen.

Tanzen ist wunderbar für Ihre Beweglichkeit, der Beckenboden wird dabei optimal stimuliert. Nahezu jede moderat betriebene Sportart eignet sich, wenn Sie Ihnen gut tut.

Wandern und **Klettern, Walken** sowie **Schwimmen**. Sie spielen gerne **Golf**? Prima, denn Sie benötigen beim Golfen genau die Haltung, die Ihre innere Rumpfmuskulatur kräftigt. Mit einer guten Rumpfstabilität gelingt Ihnen der Abschlag umso besser.

Sie machen **Yoga**? So werden Sie wahrscheinlich besser und schneller Ihre Muskeln orten lernen und sich effektiver entspannen können.

Ganz-Mann-Übungen für mehr Stärke und Ausdauer

Ganz-Mann-Übungen

Sie beginnen Ihr tägliches Übungsprogramm immer zuerst damit, Ihre Muskeln zu orten. Dann folgen für alle die Entspannungsübungen. Nach 2–3 Wochen können Sie zum Training übergehen. Sie müssen erst einmal lernen, wo sich der Beckenboden befindet, um anschließend ein gezieltes Training in Angriff zu nehmen. Die Wahrnehmungsübungen sind die Grundlage dafür, dass sich die Beckenbodenspannung automatisiert. An der Wahrnehmung kommt keiner vorbei!

Muskeln orten

Die folgenden Wahrnehmungsübungen üben Sie maximal zwei Minuten am Stück. Besser immer mal wieder am Tag, 3- bis maximal 10-mal; am besten täglich oder 3-mal die Woche. Sie müssen auch nicht alle Übungen üben, zwei der folgenden reichen völlig aus. Es geht darum, zu spüren und nicht zu powern. Manche Übungen eignen sich für die Zeit direkt nach dem Aufwachen, andere für die Pause zwischendurch – schaffen Sie aber immer eine ruhige Umgebung hierfür. Wahrnehmung hat immer etwas damit zu tun, sich Zeit zu nehmen.

Die Übungen eignen sich für jeden. Männer, die unter Dranginkontinenz leiden (mit einer Dyskoordination des Beckenbodens) müssen erst lernen zu spüren, um dann im richtigen Moment anzuspannen. Genauso müssen Männer mit Belastungsinkontinenz (mit einer Schwäche des Beckenbodens) auch erst lernen wahrzunehmen, um anschließend zu kräftigen. Männer mit erektiler Dysfunktion (mit Beckenbodenschwäche) müssen ebenfalls erst entspannen lernen, um später verschiedene Kraftzustände halten zu können.

1. Wahrnehmungsübung

Hilfsmittel: Übungs- oder Yogamatte. Legen Sie sich in die stabile Seitenlage, das geht im Bett oder auch auf einer Übungs- oder Yogamatte. Ihre Knie- und Hüftgelenke sind angewinkelt, achten Sie auf ein leichtes Hohlkreuz. Der Arm liegt angewinkelt unter Ihrem Kopf.

- 1. Ertasten Sie mit Ihrer freien Hand Ihr Schambein und Ihr Steißbein. Erkunden Sie Ihre beiden Sitzbeinhöcker an Ihrem Gesäß.

2. Muskeln orten: Stellen Sie sich Ihren Beckenboden in Form einer Raute vor. Diese Raute ist wie ein elastisches Netz zwischen Ihren knöchernen Begrenzungen im Becken gespannt. Vorn ist das Netz am Schambein befestigt, hinten am Steißbein. Atmen Sie ruhig ein und aus und spüren Sie, wie das elastische Netz aus Muskeln leicht auf und ab schwingt.

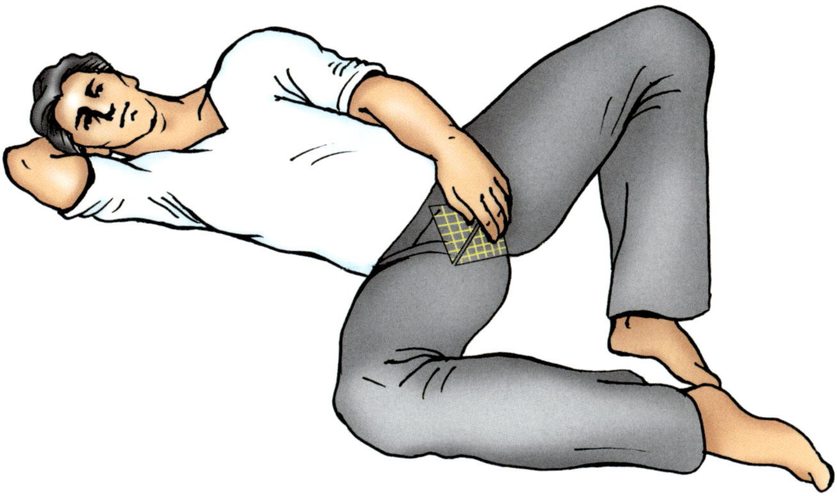

So testen Sie, wie stark Sie anspannen können.

Ganz-Mann-Übungen

- 3. Ertasten Sie mit Ihrer freien Hand Ihren Damm. Legen Sie einen Finger direkt auf den Damm zwischen Hoden und Anus, direkt auf die Haut.
- 4. Atmen Sie ruhig weiter und beobachten Sie Ihre Atmung.
- 5. Beim nächsten Ausatmen ziehen Sie die Peniswurzel Richtung Bauchnabel und atmen ruhig weiter.
- 6. Halten Sie die Spannung und testen Sie, wie stark Sie anspannen können.
- 7. Mit dem Finger können Sie jetzt ertasten, wie sich der Damm verhält – bewegt er sich von Ihrem Finger weg oder vibriert er leicht. Ziel ist nur wahrzunehmen, was geschieht.

Dauer: 3 Min. jeden Tag.

Steigerung:

- Legen Sie Ihre freie Hand jetzt auf Ihren Unterbauch, oberhalb des Schambeins. Beim Einatmen spüren Sie Ihren Unterbauch leicht an Ihrer Hand.
- Beim nächsten Ausatmen bewegen Sie Ihren Unterbauch von der Hand weg. Beobachten Sie Ihr rautenförmiges Netz, atmen Sie entspannt weiter. Sie liegen ganz entspannt und besteigen nicht den Mount Everest!

Dauer: 2 Min. jeden Tag.

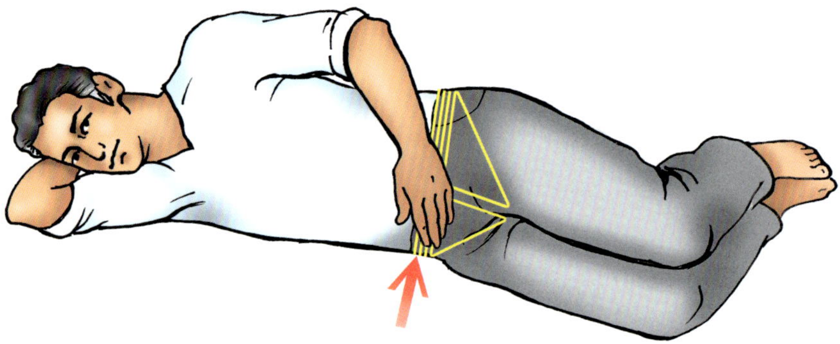

Stellen Sie sich Ihre Muskeln wie einen Gurt vor.

Steigerung: Beckengurt

- Ihre Hand bleibt auf dem Unterbauch liegen, ziehen Sie Ihren Unterbauch von der Hand weg. Halten Sie diese Spannung – stellen Sie sich Ihre Muskeln wie einen Gurt vor, der sich von innen um Ihr Becken legt.
- Atmen Sie entspannt weiter, während Sie die Spannung halten.

Dauer: 2 Min. jeden Tag.

2. Wahrnehmungsübung (hilft auch bei Rückenbeschwerden)

Hilfsmittel: Übungs- oder Yogamatte. Legen Sie sich auf den Bauch auf eine Matte. Gehen in den Unterarmstütz: Die Ellbogen sind unter den Schultergelenken, die Knie zeigen leicht nach außen und sind unter den Hüftgelenken. Der Rücken befindet sich im leichten Hohlkreuz.

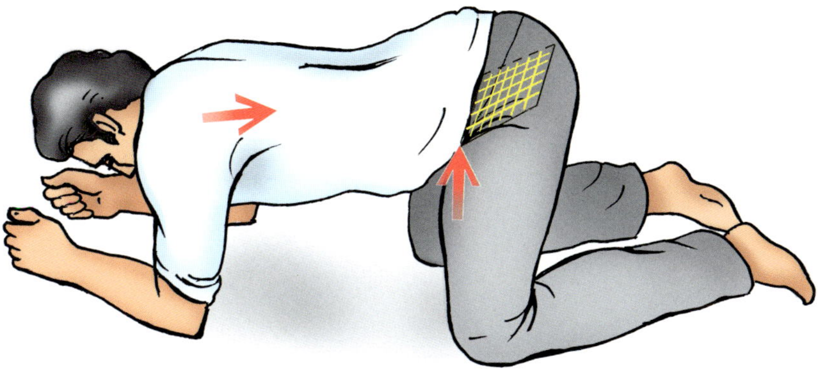

Der Beckenboden ist wie eine Raute im Becken aufgespannt.

Ganz-Mann-Übungen

1. Muskeln orten: Stellen Sie sich Ihren Beckenboden in Form einer Raute vor. Diese Raute ist wie ein elastisches Netz zwischen Ihren knöchernen Begrenzungen im Becken gespannt. Vorn ist das Netz am Schambein befestigt, hinten am Steißbein. Atmen Sie ruhig ein und aus und spüren Sie, wie das elastische Netz aus Muskeln leicht auf und ab schwingt.

- 2. Stellen Sie sich vor, dass Ihr Steißbein eine kleine Taschenlampe ist. Lassen Sie den Lichtstrahl durch den Raum wandern, ohne dabei das Becken zu bewegen.
- 3. Jetzt lassen Sie das Licht durch den Raum wandern, indem Sie ganz leicht Ihre Lendenwirbelsäule und das Becken bewegen.
- 4. Visualieren Sie Ihren Beckenboden als rautenförmiges Netz. Lassen Sie das Licht durch den Raum wandern und spüren Sie, wie sich dabei das elastische Netz mit bewegt. Einmal mit und einmal ohne Zuhilfenahme der Lendenwirbelsäule.
- 5. Ziehen Sie jetzt die Peniswurzel zum Bauchnabel und lassen Sie Ihr Licht durch den Raum wandern. Einmal mit und einmal ohne Zuhilfenahme der Lendenwirbelsäule. Wichtig: Atmen Sie ruhig weiter.

Dauer: nicht länger als 3 Min. am Stück.

3. Wahrnehmungsübung

Hilfsmittel: Übungs- oder Yogamatte.
Legen Sie sich auf den Bauch auf eine Matte. Gehen in den Unterarmstütz: Die Ellbogen sind unter den Schultergelenken, die Knie zeigen leicht nach außen und sind unter den Hüftgelenken. Der Rücken befindet sich im leichten Hohlkreuz.

1. Muskeln orten: Atmen Sie ruhig ein und aus und spüren Sie, wie das elastische Netz aus Muskeln leicht auf und ab schwingt.

- 2. Stellen Sie sich den Beckenboden wieder als Raute vor und teilen Sie ihn nun in 2 Dreiecke. Vorne befinden sich Harnröhre, Penis und Hoden. Hinten ist der Darmausgang.
- 3. Spüren Sie, wie der Anus weit wird und sich dann wie zwei Schleusentore verschließt. Atmen Sie ganz ruhig weiter.
- 4. Anschließend lassen Sie das hintere Rautendreieck locker und ziehen Sie dann die Peniswurzel zum Bauchnabel.

Dauer: nicht länger als 3 Min. am Stück.

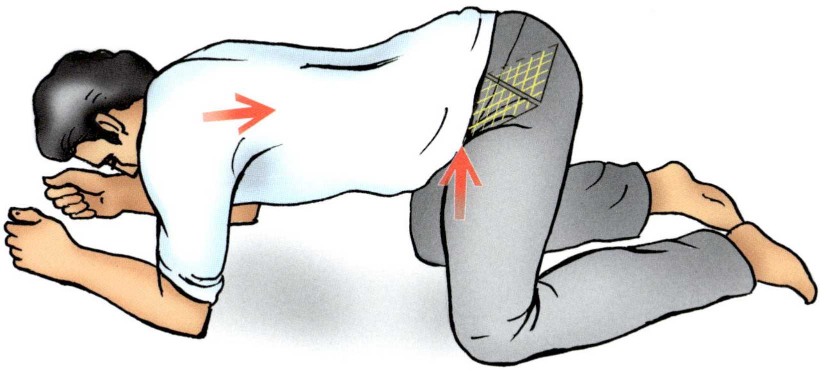

Sie teilen die Raute in zwei Dreiecke.

Ganz-Mann-Übungen

4. Wahrnehmungsübung

Hilfsmittel: Wärmflasche.
Setzen Sie sich aufrecht auf einen Stuhl, die Füße fest auf dem Boden, die Knie zeigen leicht nach außen.

1. Muskeln orten: Stellen Sie sich Ihren Beckenboden in Form einer Raute vor. Diese Raute ist wie ein elastisches Netz zwischen Ihren knöchernen Begrenzungen im Becken gespannt. Vorn ist das Netz am Schambein befestigt, hinten am Steißbein. Atmen Sie ruhig ein und aus und spüren Sie, wie das elastische Netz aus Muskeln leicht auf und ab schwingt.

- 2. Schieben Sie Ihre Hände seitlich unter Ihre beiden Sitzbeinhöcker und kippen Sie Ihr Becken leicht vor und zurück. Bleiben Sie in der Position, in der die Sitzbeinhöcker vorn belastet werden.

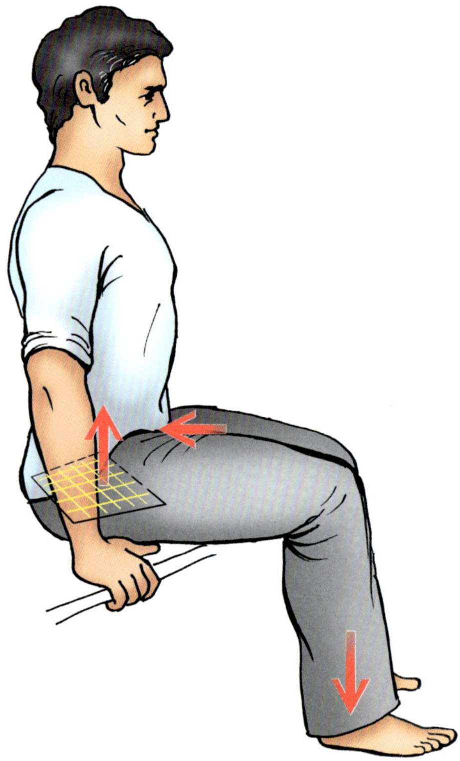

Kippen Sie Ihr Becken leicht vor und zurück.

- 3. Die rechte Hand bleibt unter dem rechten Sitzhöcker, während Sie ihn auf und ab bewegen. Ihr Oberkörper bleibt dabei ruhig. Wiederholen Sie die Übung mit der linken Seite.
- 4. Legen Sie jetzt eine halb gefüllte Wärmflasche auf die Sitzfläche, setzen Sie sich aufrecht auf die Wärmflasche. Belasten Sie abwechselnd Schambein, Sitzbeinhöcker und Steißbein, sodass Ihr Becken leicht kreist. Beobachten Sie dabei Ihr elastisches Netz.

Dauer: nicht länger als 3 Min. am Stück.

Tipp: Verwenden Sie warmes Wasser, können Sie besser orten.

Ganz-Mann-Übungen

Entspannen

Entspannungsübungen sind besonders geeignet für Männer mit Dranginkontinenz, weil sie Überbrückungsübungen brauchen, um Ihren oft heftigen Drang kontrollieren zu können. Ihr Beckenboden ist dyskoordiniert und braucht daher keine Kräftigung, sondern muss lernen sich zu entspannen, um dann effektiv trainiert werden zu können. Der Muskeltonus muss erst herabgesetzt werden, damit die Kontraktionsfähigkeit erhöht werden kann.

Gleichzeitig dürfen und sollen alle diese Übungen üben: Genauso wie man schlafen muss, sollte auch der Beckenboden zwischendurch entspannen dürfen. Ein entspannter Beckenboden ist besser durchblutet und besser trainierbar.

1. Entspannungsübung

Hilfsmittel: Übungs- oder Yogamatte.
Sie liegen entspannt auf dem Rücken auf einer Matte.

- 1. Fahren Sie in Gedanken Ihren Körperumriss entlang und zeichnen Sie eine Linie um Ihren Körper. Spüren Sie alle Stellen, die Kontakt mit der Matte haben.
- 2. Orten Sie Ihre Muskeln (S. 33).
- 3. Nehmen Sie wahr, wie Ihr Kontakt zur Unterlage beim Einatmen größer wird und wie Ihr Beckenboden entspannend nachgibt.
- 4. Nehmen Sie beim Ausatmen wahr, wie sich die Auflagefläche unter Ihnen verkleinert und sich Ihr Beckenboden kopfwärts bewegt.

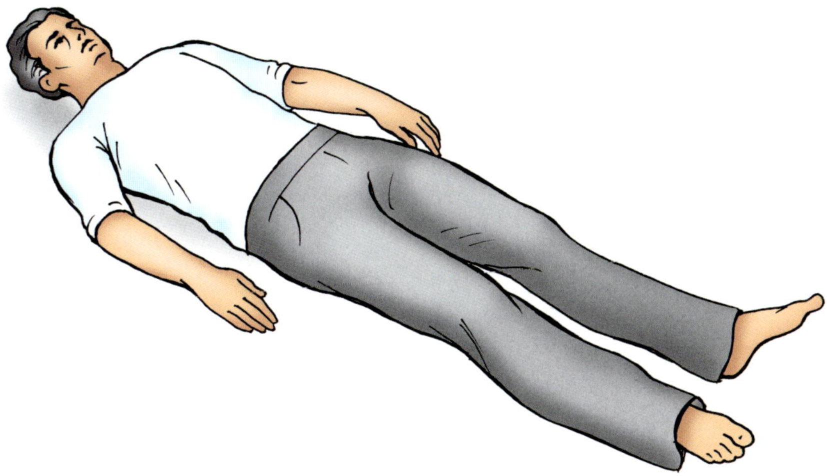

Ganz-Mann-Übungen

2. Entspannungsübung

Setzen Sie sich aufrecht auf einen Stuhl, die Füße fest auf dem Boden, die Knie zeigen leicht nach außen. Entfernen Sie sich mit dem Stuhl etwas vom Tisch, legen Sie die Unterarme auf der Tischfläche ab. Der Kopf darf dabei auf den Unterarmen ruhen.

- Lassen Sie Ihren Rücken beim Einatmen rund werden, bei der Ausatmung durchhängen.

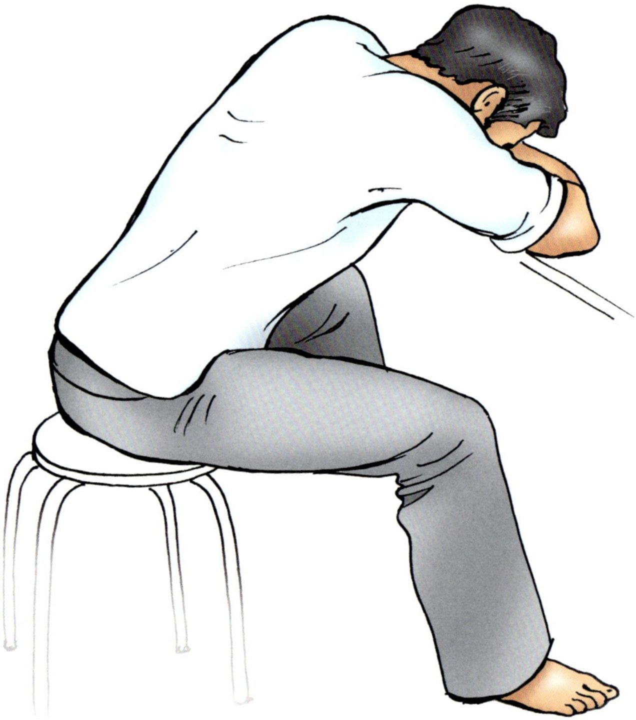

Mit dem Stuhl etwas vom Tisch abrücken, die Arme ablegen – das entlastet den Beckenboden.

3. Entspannungsübung

Hilfsmittel: Gymnastikball.
Wenn Sie 1,80 m groß und größer sind, verwenden Sie einen 80 cm großen Ball, sind Sie kleiner, nehmen Sie einen mit einem Durchmesser von 65 cm.

Setzen Sie sich auf den Ball. Bewegen Sie sich langsam mit den Füßen und dem Gesäß vom Ball weg. Gleichzeitig legen Sie Ihren Oberkörper auf dem Ball ab, Ihre Hände sind hinter dem Kopf ver-

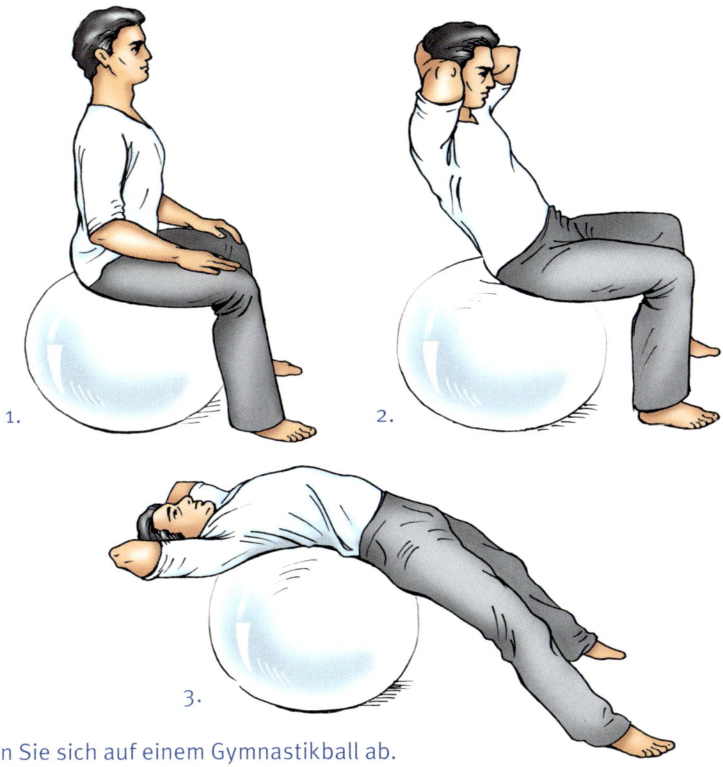

So legen Sie sich auf einem Gymnastikball ab.

Ganz-Mann-Übungen

schränkt. Lassen Sie sich helfen, da das Ablegen selten beim 1. Versuch gelingt.

- 1. Atmen Sie tief ein und aus, und spüren Sie die Dehnung der vorderen Bauchwand. Spüren Sie, wie sich beim Ein- und Ausatmen der Schultergürtel öffnet und weit wird.
- 2. Ihr Beckenboden macht dabei gar nichts. Der vordere Rumpf wird gedehnt und die Atmung vertieft.

Training

In diesem Kapitel geht es darum Kraft, Ausdauer und Koordination zu optimieren. Wie Sie Ihren Trainingszustand überprüfen können: In Seitenlage sehen Sie, ob und wie lange Sie Ihre maximale Spannung des Beckenbodens halten können. Legen Sie hierzu Ihre Finger auf den Damm, ziehen Sie kräftig die Peniswurzel zum Bauchnabel und ertasten Sie, ob Sie diese Spannung über ruhige 5 Atemzüge (5-mal ein, 5-mal aus) halten können.

- a) klappt. Was dann? Sie dürfen mit dieser maximalen Spannung alle folgenden Übungen jeden 2. Tag durchführen
- b) klappt nicht. Was dann? Reduzieren Sie Ihre Spannung, bis Sie sie über 5 Atemzüge halten können

Bei Dranginkontinenz: Sie üben hauptsächlich so ausdauernd wie möglich und nicht so kraftvoll wie möglich. Sie dürfen täglich üben. Heißt: wenig bis mittlere Kraft, viele Wiederholungen, weil es in erster Linie um Ihre Ausdauer geht. Sie üben für den Marathon und nicht für den Sprint.

Bei Belastungsinkontinenz: Sie müssen aufpassen nicht überzutrainieren. Üben Sie jeden 2. Tag, dann gerne auch mit maximaler Kraft (Voraussetzung: Sie können Ihre maximale Kraft 5 RUHIGE Atemzüge halten). Der Muskel benötigt 1 Tag, um sich zu regenerieren, und Kraft zu schöpfen für die nächste Trainingseinheit. Wenn Sie Ihre Muskeln überanspruchen, wird die Inkontinenz schlimmer! Üben Sie täglich, aber dann mit geringer Kraft. Sie trainieren für den Marathon im nächsten Jahr und für den Sprint zwischendurch.

Bei erektiler Dysfunktion: Sie dürfen powern, müssen zwischendurch aber auf die Bremse treten! Üben Sie nur jeden 2. Tag mit maximaler Kraft, damit sich die Muskeln regenerieren können. An den anderen Tagen üben Sie mit so wenig Kraft wie möglich, damit der Sex nicht zum Kraftakt wird.

Ganz-Mann-Übungen

Idealerweise haben Sie sich in den vergangenen 2–3 Wochen mit den Wahrnehmungs- und Entspannungsübungen beschäftigt (S. 33–44), jetzt kann das Training beginnen. Nachfolgend beschreiben wir die Grundspannung (in Seitenlage), damit eine Kräftigung der Muskulatur erfolgen kann.

1. Trainingseinheit: Seitenlage

Hilfsmittel: Übungs- oder Yogamatte.
Legen Sie sich auf die Seite auf eine Übungs- oder Yogamatte. Ihre Knie- und Hüftgelenke sind angewinkelt, achten Sie auf ein leichtes Hohlkreuz. Der untere Arm liegt angewinkelt unter Ihrem Kopf. Der obere Arm ist aufgestützt, die Hand zeigt zum Brustbein.

1. Grundspannung: Sie beginnen wie immer damit, Ihre Muskeln zu orten (S. 33). Dann ziehen Sie mit der 1. Ausatmung die Peniswurzel zum Bauchnabel. Achten Sie darauf, nur so stark anzuspannen, dass Sie die Spannung auch halten können. Mit dem nächsten Ausatmen auch noch den Beckengurt anspannen (Unterbauch einziehen) und halten.

- 2. Die Hand gegen die Unterlage drücken, die Schultern in Richtung Becken spannen, dadurch stabilisieren Sie Ihren Oberkörper und trainieren Ihre Bauchmuskeln.
- 3. Halten Sie diese Grundspannung über 3–5 Atemzüge.

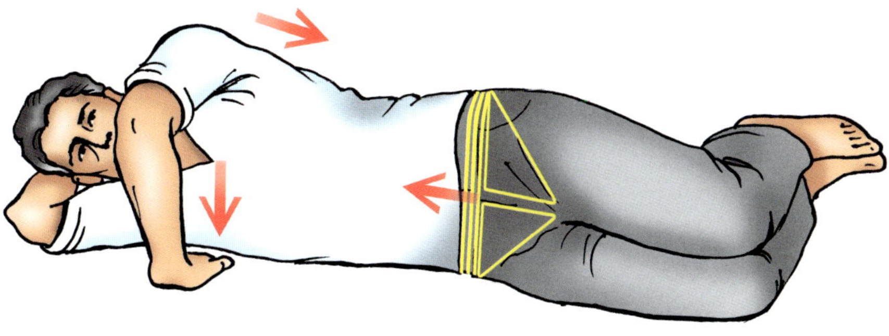

Drücken Sie die Hand gegen die Unterlage und spannen Sie die Schultern in Richtung Becken an.

Ganz-Mann-Übungen

Steigerung: Knie auf und ab bewegen

- Bauen Sie wieder die Grundspannung auf, atmen Sie ruhig weiter und bewegen Sie das obere Knie hoch und runter.

Steigerung: Bein strecken

- Bauen Sie wieder Grundspannung auf und atmen Sie ruhig weiter. Oberes Bein nach hinten oben ausstrecken. Wichtig ist, dass die Ferse nach hinten oben zeigt und das Knie wäh-

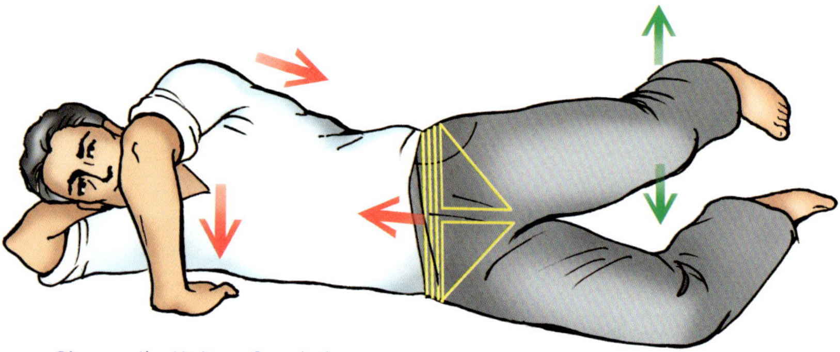

Bewegen Sie nun Ihr Knie auf und ab.

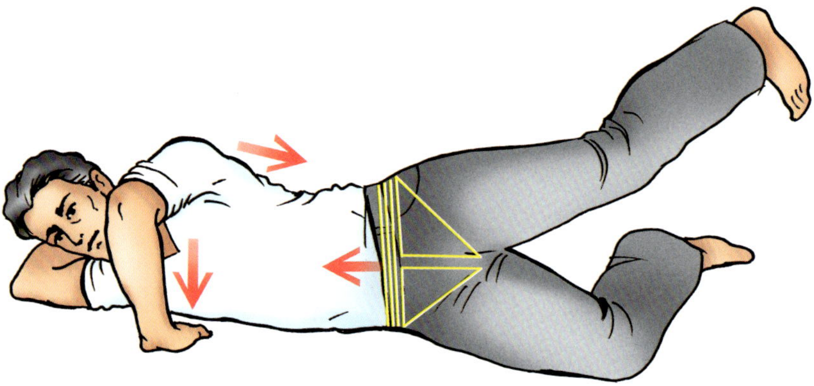

Strecken Sie Ihr Bein nach hinten oben und schreiben Sie mit der Ferse Kreise.

rend der gesamten Übung gestreckt bleibt.

Steigerung: mit der Ferse Kreise schreiben

- Bauen Sie wieder Grundspannung auf, atmen Sie ruhig weiter. Strecken Sie das obere Bein nach hinten oben. Beschreiben Sie mit der Ferse Kreise verschiedener Größe – in beide Richtungen.

Steigerung: Knie abheben

- Bauen Sie wieder Grundspannung auf, atmen Sie ruhig weiter. Mit jedem Ausatmen gehen die Knie Richtung Decke, die Füße bleiben auf dem Boden. Achten Sie darauf, dass Ihr Bauch nicht herausgedrückt wird.

Achtung: Weniger ist mehr. Wichtig ist die Übung korrekt auszuführen, die Grundspannung halten zu können und dadurch die Beckenbodenspannung beizubehalten. Versuchen Sie sich in Einheiten von 5 Atemzügen zu steigern. Je mehr Wiederholungen Sie korrekt ausführen können, desto besser trainieren Sie den Ausdauerzustand Ihrer Kraft.

Gegen Frustration: Beginnen Sie immer in der Seitenlage, gehen Sie dann in den Unterarmstütz, um dann im Sitzen und Stehen zu trainieren, damit die Schwerkraft mit Ihnen und nicht gegen Sie arbeitet.

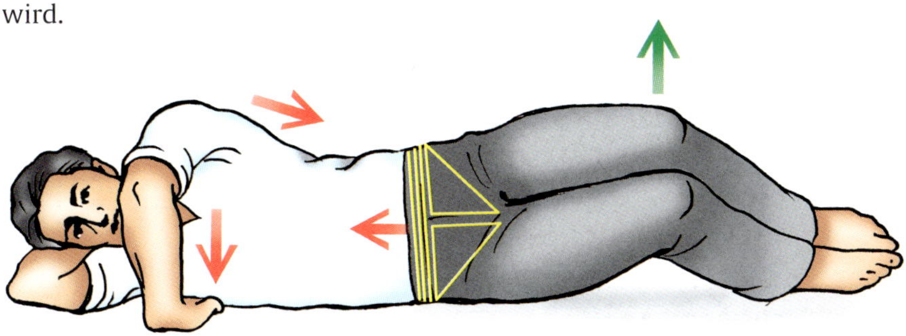

Die Knie gehen Richtung Decke, die Füße bleiben auf dem Boden.

Ganz-Mann-Übungen

2. Trainingseinheit: Unterarmstütz

Hilfsmittel: Übungs- oder Yogamatte. Legen Sie sich auf den Bauch auf eine Matte. Gehen in den Unterarmstütz: Die Ellbogen sind unter den Schultergelenken, die Knie zeigen leicht nach außen und sind unter den Hüftgelenken. Der Rücken befindet sich im leichten Hohlkreuz.

1. Grundspannung: Muskeln orten (S. 33). Mit der 1. Ausatmung die Peniswurzel zum Bauchnabel ziehen. Mit dem nächsten Ausatmen den Beckengurt anspannen (Unterbauch einziehen) und halten.

- 2. Atmen Sie entspannt weiter, während Sie die Spannung halten.
- 3. Drücken Sie die Ellbogen Richtung Knie in die Matte (ohne sich zu bewegen), damit Sie Ihre Bauchmuskulatur mittrainieren. Halten Sie die Spannung 5 Atemzüge lang.
- 4. Heben Sie abwechselnd einen Ellbogen von der Matte (5 Atemzüge).
- 5. Spreizen Sie jetzt abwechselnd ein Bein zur Seite weg, das Becken bewegt sich nicht (5 Atemzüge).
- 6. Strecken Sie jetzt abwechselnd ein Bein nach hinten weg und zeichnen Sie kleine Kreise in die Luft. Fuß, Bein und Hüfte bilden eine Linie (jeweils über 5 Atemzüge).

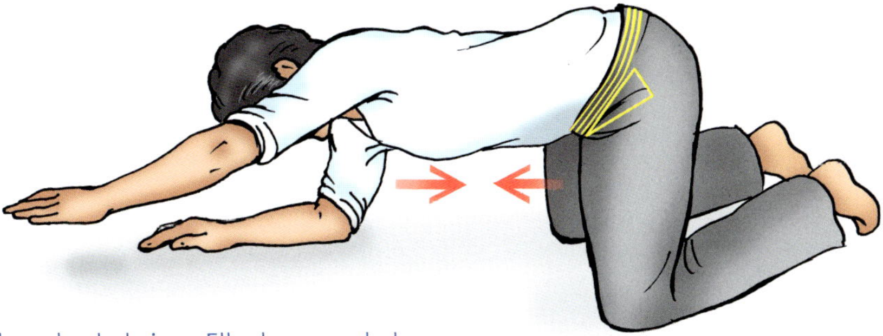

Abwechselnd einen Ellenbogen anheben ...

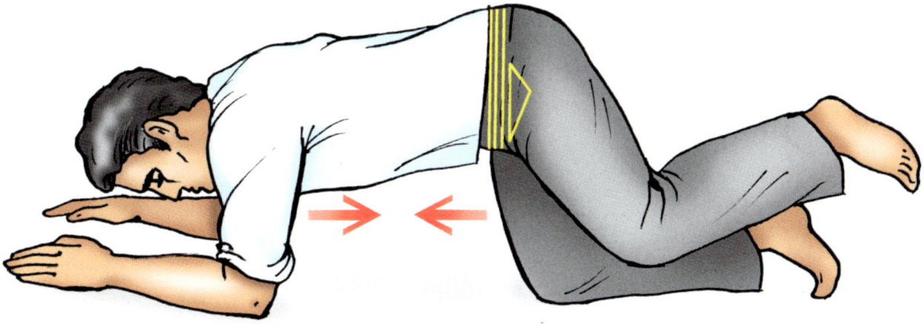

... abwechselnd ein Bein abspreizen ...

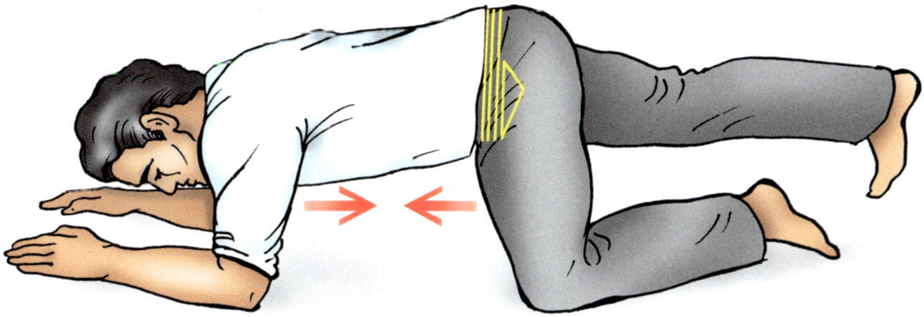

... und mit ausgestrecktem Bein Kreise in die Luft ziehen.

Ganz-Mann-Übungen

3. Trainingseinheit: Sitzen

Setzen Sie sich aufrecht auf einen Stuhl, die Füße stehen fest auf dem Boden, die Knie zeigen leicht nach außen.

1. **Grundspannung:** Muskeln orten (S. 33). Mit der 1. Ausatmung die Peniswurzel zum Bauchnabel ziehen. Mit dem nächsten Ausatmen den Beckengurt anspannen (Unterbauch einziehen) und halten.

- 2. Ihre Fersen drücken nach unten in den Boden, die Knie zeigen nach außen. Strecken Sie Ihre Arme gerade nach vorn und legen Sie die Handflächen aneinander. Die Schultern bleiben unten.
- 3. Zeichnen Sie jetzt kleine Kreise in die Luft und bleiben Sie dabei stabil, als wären Ihre Füße im Boden verankert.
- 4. Steigerung: Sie neigen sich etwas nach vorn, der Rücken bleibt gerade, es bewegen sich nur Ihre Schultern, wenn Sie Ihre Arme nach oben und unten sowie zur Seite führen.
- 5. Vergessen Sie nicht, ruhig weiter zu atmen!

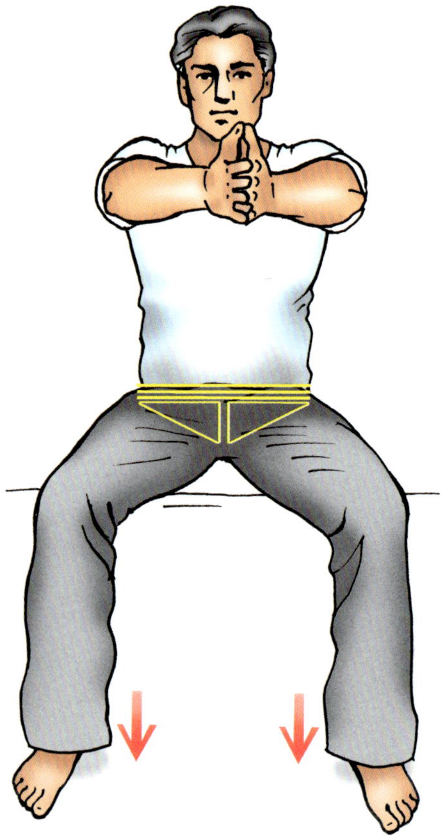
Strecken Sie die Arme gerade nach vorn.

4. Trainingseinheit: Stehen

Sie stehen wie Charly Chaplin, die Füße etwas ausgestellt, die Schultern ziehen nach unten. Ihre Handballen drücken nach unten. Sie bleiben im leichten Hohlkreuz.

1. **Grundspannung:** Muskeln orten (S. 33). Mit der 1. Ausatmung die Peniswurzel zum Bauchnabel ziehen. Mit dem nächsten Ausatmen den Beckengurt anspannen (Unterbauch einziehen) und halten.

- 2. Laufen Sie, ohne die Fersen und Waden voneinander zu entfernen. Der Kopf schaut geradeaus. Atmen nicht vergessen!

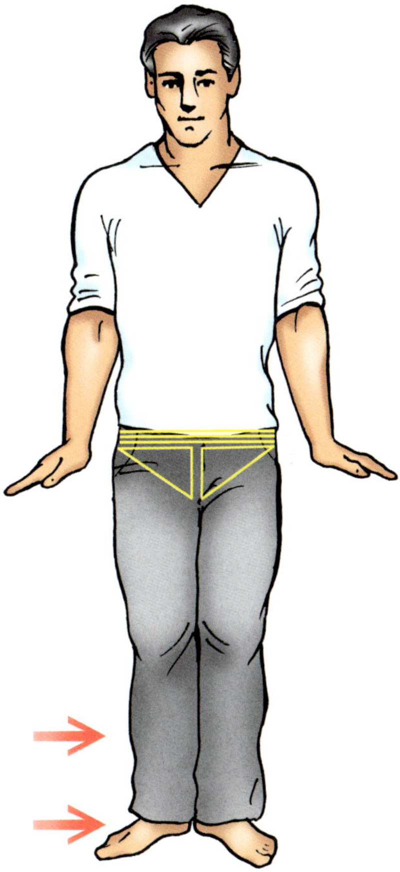

Sie laufen, ohne die Fersen und Waden voneinander zu entfernen.

Ganz-Mann-Übungen

5. Trainingseinheit: Gehen mit Ball

Hilfsmittel: Ball (Ø 22 cm).
Sie stehen im hüftbreiten Stand.

1. **Grundspannung:** Muskeln orten (S. 33). Mit der ersten Ausatmung die Peniswurzel zum Bauchnabel ziehen. Mit dem nächsten Ausatmen den Beckengurt anspannen (Unterbauch einziehen) und halten.

- 2. Nehmen Sie den Ball zwischen Ihre Knöchel. Gehen Sie in kleinen Schritten unter Spannung, verschränken Sie Ihre Arme und ziehen Sie Ihre Schultern nach unten und halten Sie diese Spannung.
- 3. Als Steigerung können Sie dazu sprechen.

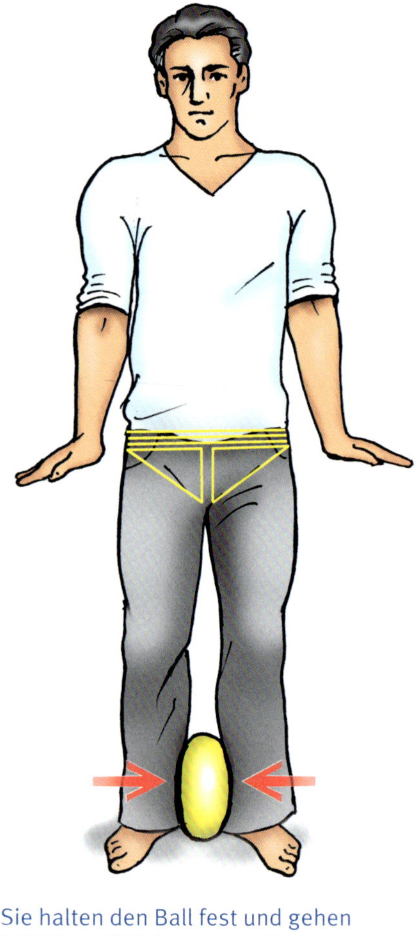

Sie halten den Ball fest und gehen in kleinen Schritten unter Spannung.

6. Trainingseinheit: Fußball spielen

Sie stehen im hüftbreiten Stand.

1. **Grundspannung:** Muskeln orten (S. 33). Mit der ersten Ausatmung die Peniswurzel zum Bauchnabel ziehen. Mit dem nächsten Ausatmen den Beckengurt anspannen (Unterbauch einziehen) und halten.

- 2. Verlagern Sie Ihr Gewicht auf ein Bein und schießen Sie beim Ausatmen den Ball mit der Innenseite des Fußes gegen eine Wand, während Sie die Spannung halten und ruhig atmen. Das Standbein ist stabil mit leicht gebeugtem, nach außen zeigendem Knie und optimaler Fußbelastung.

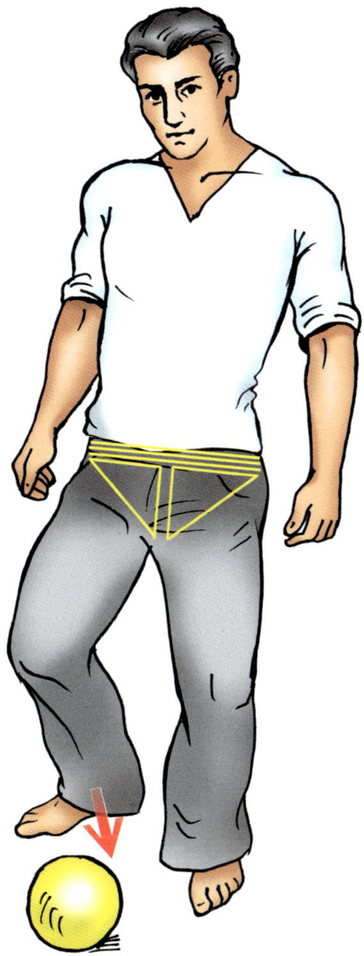

Spannung halten und beim Ausatmen mit der Innenseite des Fußes gegen eine Wand schießen.

Beckenbodenfreundlicher Alltag

Für jeden gut: The Knack

»The Knack« bedeutet vor anstrengenden Tätigkeiten wie Tragen, Heben, Husten, aber immer nach dem Wasserlassen und nach dem Stuhlgang, die Beckenbodenmuskulatur maximal anzuspannen, um alle Muskelfasern in Bereitschaft zu bringen. Wenn Muskeln nicht gefordert sind, schlaffen sie ab. Auch wer Angst hat, es nicht zur Toilette zu schaffen, für den ist »The Knack« wie ein Anstoß zum Katalysator – von unten hält er gegen den erhöhten Bauchdruck.

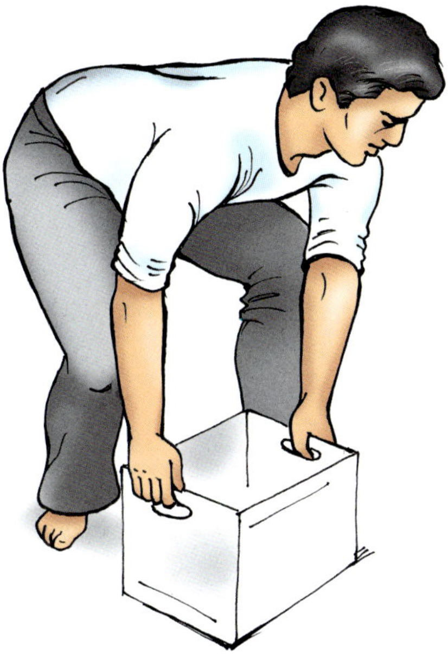

Beckenboden maximal anspannen und erst dann in die Belastung gehen.

Beckenbodenfreundlicher Alltag

Keylock-Syndrom

Kennen Sie das? Sobald die Haustür oder der Gartenzaun in Sicht ist, meint man in die Hose machen zu müssen. Dann wird hektisch nach dem Schlüssel gekramt, und jedes Mal ist es dasselbe, selbst wenn Sie im Büro kurz zuvor noch auf der Toilette waren. Es gibt sogar einen Namen dafür: Keylock-Syndrom. Doch Sie können Ihre Blase trainieren, bzw. diesen lästigen Drang loskoppeln von der Haustür oder dem Gartenzaun.

Versuchen Sie es mit Aufschubstrategien

Egal wie heftig der Drang ist, zuerst werden die Hände gewaschen, bevor Sie zur Toilette gehen. Rufen Sie, wenn das Haus in Sichtweite ist, erst noch Ihre Mailbox ab, besprechen Sie Ihren Anrufbeantworter, holen Sie in Ruhe die Post, gehen Sie noch einmal um den Block, lassen Sie locker – Hauptsache, die Blase lernt, dass Sie warten muss. Das Gehirn soll gar nicht erst auf die Idee kommen, Harndrang zu signalisieren. Üben Sie aber stets in Sicherheit den Aufschub und nicht in Gesellschaft! Wenn etwas in die Hose geht, soll das keine Katastrophe sein. Also, nicht beim Wandern mit Freunden, wenn es Ihnen wichtig ist zu funktionieren.

Ab sofort nicht mehr vorsorglich auf die Toilette gehen

Wichtig: Versuchen Sie ab jetzt nicht mehr vorsorglich auf die Toilette zu gehen (bevor im Kino der Film beginnt, vor kurzen Autofahrten), sondern immer nur bei Drang. 400–600 ml sollte eine Blase optimal fassen können, aber bitte nehmen Sie sich nicht zu viel vor: Auch von 100 auf 200 ml ist eine 100-prozentige Steigerung. Und auch beim Stuhlgang heißt es: immer nur bei Drang auf die Toilette gehen. Wenn keine Toilette in der Nähe ist, aushalten. Und: Ballaststoffe sorgen für regelmäßigen Stuhlgang.

Beckenbodenschonende Haltungen

Sitzen: Unsere normale Haltung beim Sitzen mit Rundrücken entlastet nicht gerade den Beckenboden. Während der Arbeit können Sie immer mal wieder die Position wechseln, gerne vom Stuhl auf den Gymnastikball, oder auf das vordere Stuhldrittel rutschen, die Beine leicht öffnen und die Unterarme auf dem Tisch ablegen – achten Sie dabei auf ein leichtes Hohlkreuz. Das entspannt den Beckenboden. Ihr Kopf darf auch gerne dabei auf Ihren Armen ruhen.

Stehen: Beim Stehen die Knie nie durchdrücken, sondern immer leicht flexibel bleiben, die Schultern bleiben unten.

Knien statt Hocken: Gerade Gartenarbeit in der Hocke belastest nicht nur den Beckenboden, sondern auch unnötig die Knie. Besorgen Sie sich ganz einfache Knieschoner, wie es sie zum Inline-Skaten gibt, und knien Sie fortan beim Buddeln und Unkraut jäten.

Entspannt den Sex genießen

Was während des Sex hilft, die Erektion zu stärken:

- Spannen Sie den Beckenboden rhythmisch und kräftig an, und Sie bewahren die Festigkeit des Glieds.
- Wechseln Sie bewusst die Anspannungsintensität während des Verkehrs.
- Konzentrieren Sie sich kurzzeitig mehr auf das vordere und dann wieder auf das hintere Rauten-Dreieck (S. 37).
- Kommunizieren sie mit Ihrer Partnerin, welche Kontraktionen sie besser wahrnehmen kann.
- Spannen Sie vor dem Wechsel der Stellung bewusst mehrmals kurz den Beckenboden an, um dann unter mittlerer Spannung die Stellung zu wechseln.

Beckenbodenfreundlicher Alltag

So können Sie die Ejakulation hinauszögern:

- Spannen Sie kräftig den Beckenboden an, wenn Sie das Gefühl haben, die Ejakulation hinauszögern zu wollen.
- Halten Sie kurz inne und atmen Sie bewusst.

Tägliches Training hilft

Um Ihre Potenz zu verbessern, hilft Training: Spannen Sie den Beckenboden während der Autofahrt, am PC, während der Hausarbeit, aber täglich 5–10 Minuten (inklusive Pausen) an. Auch Sport verbessert die Potenz. Eine gute Kondition lässt sie während des Sex besser durchhalten. 2-mal in der Woche sollten Sie Bein- und Rumpfmuskulatur trainieren, im Fitness-Studio führen Sie bitte Geräte- und Hanteltraining im Wechsel durch.

Empfehlungen von Sonja Soeder, Adressen und Zusatzinhalte

Im Folgenden finden Sie weiterführende Empfehlungen

Adressen

Deutsches Beckenbodenzentrum
St. Hedwig Krankenhaus
Große Hamburger Str. 5–11, 10115 Berlin
Telefon: 030-2311-0
www.deutsches-beckenbodenzentrum.de

Deutsche Kontinenz Gesellschaft e.V.
Friedrichstrasse 15
60323 Frankfurt
Tel.: 069-795 88 393
Fax: 069-795 88 383
info@kontinenz-gesellschaft.de
www.kontinenz-gesellschaft.de

Geschäftsstelle der Arbeitsgemeinschaft Elektrotherapie im Verband Physio Deutschland (ZVK e.V.)
c/o Physiotherapie Soeder am Deutschen Beckenbodenzentrum
Große Hamburger Str. 5–11, 10115 Berlin
Telefon: 030-326 79 151
Fax: 030-326 79 152
Mail: info@elektrotherapie-deutschland.de
www.elektrotherapie-deutschland.de

AG-GGUP
Arbeitsgemeinschaft Gynäkologie, Geburtshilfe, Urologie, Proktologie im Verband Physio Deutschland (ZVK e.V.)
Therapeut*innenliste PhysioPelvica
www.ag-ggup.de

Schweizerische Gesellschaft für Beckenbodentherapie – Pelvisuisse
Therapeut*innenliste
www.pelvisuisse.ch

Bundesverband der Physiotherapeut*innen Österreichs
Therapeut*innensuche
www.physioaustria.at

Selbsthilfeverband Inkontinenz e.V.
Finanzbuchhaltung und Mitgliederadministration
p/a Franz-Altenhofen-Straße 8
D-54292 Trier
Tel.: 0651/9954369 (keine Beratung)
Fax: 0651/9954370 (keine Beratung)
Mail: svi_ev_fibu@gmx.de (keine Beratung)
www.selbsthilfeverband-inkontinenz.org

Bundesverband Prostatakrebs Selbsthilfe e.V.
Thomas-Mann-Str. 40
53111 Bonn
Telefon 0228 33889-500
Fax 0228 33889-510
info@prostatakrebs-bps.de
www.prostatakrebs-bps.de

Stiftung Deutsche Krebshilfe
Buschstr. 32
53113 Bonn
Telefon: 02 28/7 29 90-0
Telefax: 02 28/7 29 90-11
E-Mail: deutsche@krebshilfe.de
Internet: www.krebshilfe.de

Deutsche Schmerzgesellschaft e. V.
Alt-Moabit 101 b
10559 Berlin
Tel. +49 30 39409689-0
Fax +49 30 39409689-9
E-Mail: info@schmerzgesellschaft.de
www.schmerzgesellschaft.de

Prostata Hilfe e. V.
Steubenstraße 13
97074 Würzburg
E-Mail: kontakt@prostata-hilfe-deutschland.de
www.prostata-hilfe-deutschland.de

Deutsche Krebsgesellschaft e. V.
Kuno-Fischer-Straße 8
14057 Berlin
Tel: 030 32293290
Fax: 030 322932922
E-Mail: service@krebsgesellschaft.de
www.krebsgesellschaft.de

ISG – Informationszentrum für Sexualität und Gesundheit e. V.
c/o Universitätsklinikum Freiburg
Hugstetter Strasse 55
D-79106 Freiburg
Tel.: (07 61) 270-270 10
Fax.: (07 61) 270-274 50
Email: info@isg-info.org
www.isg-info.de

AWMF (Arbeitsgemeinschaft der Wissenschaftlichen Medizinischen Fachgesellschaften e.V.) mit 180 wissenschaftlichen Fachgesellschaften
AWMF aktuell: https://www.awmf.org

Geschäftsstelle Berlin der Deutschen Gesellschaft für Urologie e. V.
Martin-Buber-Straße 10
14163 Berlin
Tel.: 030/88 70 83 3-0
info@dgu.de
www.urologenportal.de

Berufsverband der Coloproktologen Deutschlands e. V.
Maienstraße 3
79102 Freiburg i. Br.
Fon: +49 (0)761 70 438-113
Fax: +49 (0)761 70 438-114
Email: info@coloproktologen.de
www.coloproktologen.de

Buchtipps

Wise D, Anderson, R. Kopfschmerzen im Becken. 6. Aufl. National Center for Pelvic Pain Research; 2015

Stein A.: Heal pelvic pain, 1. Aufl. Mc Graw Hill; 2009

Zusatzinhalte

Auf der Website https://physiotherapie-soeder.de/ganz-mann-ganz-fit-trias-verlag/ können Sie mit dem Passwort *Maenner22* ergänzende Videos abrufen.

Stichwortverzeichnis

Bibliografische Information der Deutschen Nationalbibliothek.
Die Deutsche Nationalbibliothek verzeichnet diese Publikation in der Deutschen Nationalbibliografie; detaillierte bibliografische Daten sind im Internet über http://dnb.d-nb.de abrufbar.

Programmplanung: Celestina Filbrandt
Redaktion: Anja Fleischhauer
Bildredaktion: Christoph Frick

Umschlaggestaltung: © Thieme
Layout: Cyclus · Visuelle Kommunikation, Stuttgart

Bildnachweis:
Umschlagmotiv und Bild S. 3: © Thieme
Abbildungen S. 4/5, 7, 14, 25, 31, 56: © north100/stock.adobe.com
Autorinnenfoto: privat
Zeichnungen: Melitta Meisner, Reinheim

2. Auflage 2022

TRIAS Verlag in Georg Thieme Verlag KG
Rüdigerstraße 14, 70469 Stuttgart, Germany
www.trias-verlag.de

Printed in Germany

Satz: Fotosatz Buck, 84036 Kumhausen
Druck: AZ Druck und Datentechnik GmbH, 87437 Kempten

Gedruckt auf chlorfrei gebleichtem Papier

ISBN 978-3-432-11537-5 2 3 4 5 6

Auch erhältlich als E-Book:
eISBN (ePub) 978-3-432-11538-2

FSC
www.fsc.org
MIX
Papier | Fördert gute Waldnutzung
FSC® C008457